身心蛻變的力量

我的憂鬱人生與佛法

吳章安——著

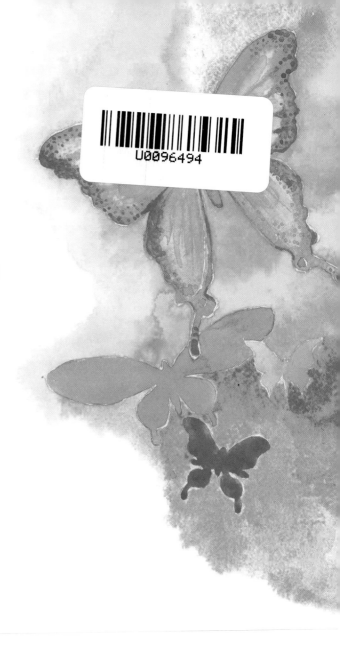

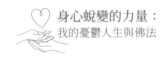
推薦序 1

台大醫學院名譽教授　李明濱

　　認識本書作者章安是在多次的自殺防治學會、憂鬱症防治協會的年會上，他都是代表生活調適愛心會來參加。當時他是愛心會的志工隊隊長兼理事，在年會上介紹過愛心會的種種，也曾經為了會中的志工教育訓練，由我協助安排相關的講師與課程，在精神醫學領域上有過多次的互動。

　　去年三月接到他計畫整理他十年憂鬱的經歷，寫一本憂鬱症與佛法書的消息，並邀請我幫忙寫推薦序，我就欣然答應。瀏覽過他的著作後，才真正了解他多年與重度憂鬱搏鬥的故事，也很高興他康復後能利用自己的經歷與心得在愛心會服務病友。台灣坊間憂鬱症的相關書籍，大部分是來自於國外的翻譯或由醫師所撰寫，這本由患者康復後又有多年協助病友經驗的書，誠屬難得，特別給予推薦。

　　書中在討論與精神官能症的議題上，以蘊釀期、發病期、治病期、調適期、康復期、成功期六大階段來說明整個病程的發展，讓讀者很容易對精神官能症有具體的了解。再搭配上各時期核心問題的陳述，又能以自己的發病到康復過程做為案例說明，真是有具體而微的效果。

文中強調透過由我設計開發的心情溫度計,隨時監測自己的情緒狀況,並依照表中的建議進行相關的對策,主要希望國人在有情緒困擾時能有自我覺察的參考依據,而能及早接受精神醫療的協助,得到最快的支持與與治療,這對病情的控制與康復會有很大幫助。另外第二章的認識精神官能症、第三章的認識自己,從知此知彼雙重的角度建立起基本認知,對照顧者與病患的心理層面及後續行動,將發揮安定與指引的作用。

　　其中第四章大篇幅介紹愛心會及各類志工的功能,章安個人在身心穩定後,加入愛心會當志工長達八年,不但帶來長期的生活重心,過程中可說是無役不與投入甚深,透過助人與學習得到相對回饋的快樂,進而展開退休後非常不一樣的人生,這與成功期的核心問題所提的利他思想與性格、人生觀改變是不謀而合的,這也可以提供憂鬱症病友在活力漸漸恢復後的參考方向,而且志工助人與學習帶來快樂的作用,是適用在每個人身上。

　　此外,章安將自己過去工作生涯所累積的管理知識與經驗做了相當有系統的整理,可以給時下年輕人在職場上參考應用。自己能將修習佛法的精義內化後,做為日常穩定情緒,面對困境的處理依據,儼然來自於善知識好因緣的加持,想必也可以做為相同處境者的借境。

　　世界衛生組織(WHO)將憂鬱症與癌症、愛滋病併列

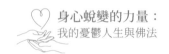
為二十一世紀三大疾病，統計資料顯示憂鬱症的終生罹患率15-25％，已是非常普遍的疾病，但因民眾對它的認識不足，造成諱疾忌醫或延誤就醫，希望這本由康復者又是協助者所整理的書籍，能帶來社會的重視，進而對憂鬱症的預防與治療能有所貢獻。

（作者為台大醫學院名譽教授、台灣憂鬱症防治協會名譽理事長、台灣自殺防治學會理事長、全國自殺防治中心主任）

推薦序2

台灣憂鬱症防治協會前任理事長　張家銘

　　很高興有機會幫章安兄的大作《身心蛻變的力量：我的憂鬱人生與佛法》本書作序。

　　結識章安兄是在「生活調適愛心會」的志工活動之中。「生活調適愛心會」是一群曾經罹患精神官能症（主要是焦慮症與憂鬱症）的病友所集成的民間組織，他們經過團體治療康復後，以關懷精神官能症病友爲主要任務。「資訊提供」與「利他」，是團體治療中兩個重要的療效因子。「資訊提供」代表在團體治療中可以得到疾病相關的有用資訊。「利他」則是在團體中成員彼此的互助也提升了自己的信心與價值。因爲他們自己有過罹病經驗，與專業醫師更有不一樣的說服力。章安兄卽是其中一個熱心的志工。

　　過去坊間較多是專家對於精神疾病的衛教書籍，但是這幾年也開始隨著有些名人公開自己憂鬱症的經驗與正面倡議，也可以看到許多過來人分享自己的生病經驗。最近網球名將大坂直美因憂鬱症退賽，時代雜誌甚至以「It's OK to not be OK」爲標題，肯定她讓大眾重視心理問題。網紅阿滴發布自己憂鬱症罹病與復原經驗的影片，希望對於許多憂

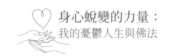
鬱症朋友有幫助。一種好像「Me, too」的運動似乎成為一種風潮。台灣憂鬱症目前仍有許多迷思，很多人不自知或害怕承認、擔心他人知道自己有憂鬱症，導致只有五分之一的憂鬱症有尋求幫助。其實憂鬱症是大腦疾病，就像身體疾病一樣不須羞恥，也不是懦弱的表現。當大家更能坦然接受與討論自己的憂鬱症，自然能破除憂鬱症的迷思，也讓更多人能提早就醫。

憂鬱症對許多人可能都是重大的挫折，但也有人說憂鬱症是生命的禮物。章安兄在本書中分享他的人生與憂鬱症的生病歷程，還有當志工經驗對憂鬱症病友的建議。難得的是，他也在本書中分享他這幾年修習佛法的體悟，並轉思佛法對於憂鬱症友可能的應用。我相信憂鬱症對章安兄已是另一種禮物，幫他看到另一種人生風景。我也相信他的憂鬱經驗與建議，可幫助許多仍在憂鬱低谷的朋友，認識憂鬱，走出不一樣的人生。

（作者為台灣憂鬱症防治協會前任理事長／林口長庚醫院精神科副教授主治醫師）

推薦序3・憂鬱症康復從「心」開始

高雄凱基醫院醫師　謝詠基

　　認識章安是2018年中華民國生活調適愛心會（後簡稱愛心會）於台南舉辦憂鬱症市民講座，由章安主講憂鬱症康復的過程，而我負責和參與者座談，當天聽到章安整個病程，從重病躺床到如何走出來當志工直到現在，聽完很感動。常常在診間有罹患憂鬱症的患者，問我「醫師，我要怎麼樣才能好起來？」在我們回答中如果有實際例子那就更有說服力了。章安不害怕自我揭露，將整個罹病的過程完完整整的如實陳述，這份勇氣值得敬佩。我想或許在這個康復歷程中的「得到」，讓他願意和我們分享。在章安的康復歷程中合併了許多面向，藥物治療、心理治療、生活型態的調整、內心心態的調整到對生命信仰的整合，這些過程也許是病友們可以借鏡的。

　　另外本書包含章安身邊周圍的人對於他發病過程的心路歷程，這讓我覺得很特別，除了患者的心聲，照顧者的心聲也是需要了解的。憂鬱症患者的照顧者是很辛苦的，因憂鬱症是目前造成人類失能的主要原因之一，照顧者常需要花費許多心力，長期下來有可能會有負荷不堪的狀況，所以除

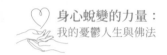
了憂鬱症患者外，憂鬱症患者的照顧者也是需要關心的對象。如何陪伴憂鬱症患者，也常常是患者家屬的問題。中華民國生活調適愛心會，就是基於陪伴精神官能症患者所成立的病友協會。在愛心會中有許多憂鬱症和焦慮症康復的「患者」，他們很樂意陪伴傾聽和分享自己如何康復的過程，協助患者康復。愛心會高雄分會位於高雄市立凱旋醫院中，除了有志工關懷個案，我們也定期舉辦人際互動心理治療團體，在治療團體中，治療師會促進個案更了解自己如何和人溝通、自己如何看待別人，及擔心別人怎麼看待自己，進而去改善個案的溝通模式及人際關係。歡迎有需要的患者前來參加。

（作者為愛心會前高雄分會會長）

推薦序4‧掌控得了和掌控不了的事

北市聯醫松德院區前臨床心理師主任　林惠蓉

　　認識章安是在他擔任愛心會（生活調適愛心會是全國精神官能症病友的支持性關懷團體）志工隊長期間，他無論是在志工招募培訓與督導、聆聽民眾諮詢電話、評估個案問題、瞭解與回應上，都具有的熱忱和能力，章安曾經受過恐慌、憂鬱症狀的衝擊，但他在愛心會傳授森田理論「順其自然」和「純眞心」的中心觀念，並在多方學習與領悟中，結合佛法的生命智慧、佛家偈語等方法而建立自己的理念模式，以自助而助人，來幫助身心受苦的朋友，可以說是一位手中有地圖的助人者，能走對路的領路人。

　　21世紀腦神經醫學證實憂鬱症是大腦疾病，也可以說是腦細胞「活性不足」、傳導不良的問題，然而許多人的憂鬱症與重大的生活與壓力事件有關，例如：職涯轉換、經濟困頓、親人過世等等，這些不堪負荷的感受在內心生根，最後精疲力竭而生病。而求完美性、擔憂性、內向性、執著性、缺乏彈性的神經質特徵也是憂鬱症、恐慌症的性格特徵。西方心理學大師塞利格曼，整合生物精神醫學和心理治療兩者的長處，教導我們何者是可改變與不可改變。本書的作者章

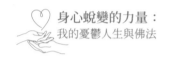
安以東方佛法生命的智慧與勇氣表現，改變可以改變的行為，接受不可改變的事實。可以說是見證了從生病到康復、解脫、進而成長的改變歷程。

　　小命題：掌握自己的身心狀況

　　人無法在心力交瘁的狀態下享受生活。如果我們沒有照顧好自己，不堪負荷的感覺會以不同的形式表現：例如緊張不安、煩躁易怒、情緒低落、睡不好、感覺不如人、甚至出現想死的念頭。當無法掌控自己、痛苦難耐時，請上醫院求診。

　　　　　　　　　　　　　　（作者為愛心會志工督導）

推薦序5・以智導情，勤修佛法跳脫憂鬱的泥沼

覺風佛教藝術學院院長 釋寬謙法師

章安居士是我帶領的「覺風佛教藝術學院」週五讀書會的學員，記得他是2017年下半年加入這個讀書會，那時候剛好是進行了三年多印順導師《成佛之道》的後段課程，之後他持續學習至今不曾間斷；過程中參與了《成佛之道》、《八識規矩頌》、《大乘廣五蘊論》、《唯識三十頌》、《百法名門論》，以及目前正在進行以我撰寫的《解開生命的密碼──八識規矩頌講記》為課本的讀書會，他也經常擔任課程導讀人分享讀書心得，每每讓我印象深刻。在讀書會休息的寒暑假舉辦的佛學專題課程中，亦時常看到章安居士參與的身影，他也將我在佛衛慈悲台的電視弘法節目，當作每天早上必聽的功課，聖嚴法師的著作當作每晚睡前必看的作業，足見其對佛法的親近與投入。

互動之間，了解到他曾經是一位被重度憂鬱症侵襲多年，一度幾成廢人的病患。很幸運地，在各種善因緣的促合下，如今不但康復了過來，還以自己的經歷與心得，分享、幫助相同遭遇正在受苦的人們。他退休後多年來能一直維持

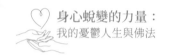
穩定的身心狀態，持續修習與分享佛法是一個關鍵因素。從2020年初以來，全世界面臨新冠病毒的肆虐，台灣也受到若干的波及，各種活動難免受到限制，章安居士利用這樣的因緣，把他退休前後兩個獨特元素－憂鬱症與修學佛法，透過個人的經歷與心得整理成書，並希望我幫忙寫序，瀏覽整篇文章後提出以下三點感受：

1. 佛法道盡世間、出世間萬法，包括重法相的唯識系與重法性的中觀般若系；佛陀將大自然運作的真理法則，透過四十五年的說法傳給世人，其中對人類心理狀態的描述更是細膩深入，說佛學是高深的心理學，一點都不為過。憂鬱症是身心失調的表現，除了看診服藥減緩短期生理症狀的不舒服外，章安居士在書中應用佛法的基本觀念，如因緣觀、無常、無我、戒定慧三學、聞思修三慧、六度萬行等，作為協助憂鬱症病友長期調整認知及修正行為習慣的依據。從扎實的基本功開始學習，逐日慢慢修習累積、深入內化，利用佛法養成「以智導情」的習慣，轉化為撥開層層無明烏雲，擺脫愁雲慘霧的困境，邁向光明清淨的功課。

書中所提憂鬱症病友進入康復成功期，最重要的三件事：性格和人生觀的改變、產生利他的思想，正是佛教徒發菩提心——上求佛道（修智慧），下化眾生

（行慈悲）的具體表現，相信持續修習佛法並落實於生活中，對憂鬱症病友在康復過程中，必然帶來相當的幫助。

2. 在第六章正信佛法的領略中，章安居士嘗試以最簡單的描述，釐清社會上將傳統民間信仰與正信佛教混為一談的嚴重謬誤，區分出傳統民間信仰的外求與正信佛教的內修之差異。文中並強調佛教是知行合一的宗教，所謂出世法門入世修，修行在紅塵等觀念。第七章特別列舉一些佛法於日常生活落實的心得，經由這些基本觀念的確認，有助於透過自己的內修智慧、外行慈悲，真正得到學佛的利益，改變心境邁向自在解脫道路，行有餘力則以菩薩道渡化有緣眾生。

3. 書中讓我印象最深刻的，是把我為了能詳細清楚解說唯識學，而獨創的「八識熊掌圖」做了充分的解釋及應用。章安居士這幾年參加的讀書會，剛好是聚焦在《成佛之道》與唯識學兩大範疇，尤其是唯識學的部分，對人類身心境界的運作，有著極細膩與完整的闡述。有了法性空慧真理法則的通透，對事相的修練，將帶來著堅實的依循，也提供了修行道上系統性的次第與架構。為了讓初學者容易了解，章安居士嘗試把八識熊掌圖與一般醫學、管理學等世俗知識，進行比對與連結，雖然無法完全徹底表達深層含意，但讓一

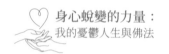

般讀者對唯識的接近與入門，有很大的幫助。也讓病友透過對八識的身心境運作之了解，能從八識中最關鍵的第六識分別心進行修正，配合建立日常做得到的習慣性，以及自我反饋檢討的機制，落實於「只問耕耘，不問收穫」的心態，不但能走上康復之路，並能體現生命的價值，將使往後的人生能邁向「向善修福報、向上修智慧」，展現截然不同的境界。

（作者為本書著者學佛師父）

14

導讀

　　本書共分十章，前三章描述與憂鬱症相關的議題，接下來兩章介紹協助精神官能症病友的中華民國生活調適愛心會及病友協助的案例，六、七兩章整理了學佛因緣、心得及應用，最後三章是來自於親朋好友們不同角度的回應與觀察，以及自己一次獨特復發的描述，茲將各章的內容概要說明如下：

　　第一章在陳述個人這段十年的憂鬱經歷，將發病到康復的詳細過程，有系統地分時間及病程階段整理出相關重點及核心問題，並且提出給病友的具體建議。

　　讀者在讀完以後，將可以了解憂鬱症典型的發展初步概念，面對這樣的疾病有哪些簡單的相關因應對策。

　　第二章主要在解說何謂精神官能症？尤其什麼是憂鬱症，它會出現哪些症狀？發生的緣由為何？以及治療的方法？等相關議題。

　　讀者在讀完以後，將可以對精神疾病、精神病、精神官能症、特別是憂鬱症有個全盤性的了解，這對相關的患者導入正確的醫療處理系統會有很大的助益。

　　第三章在強調凡事知己知彼，必然百戰百勝，了解精神官能症（知彼）後，再加上了解自己（知己）是一個相輔相成的重要議題，本章透過個人康復後重新認識、了解、整理

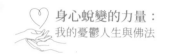

自己的過程，提出幾個值得關注的層面，並以自己的例子列出整理的結果，供讀者參考。

希望讀者在讀完以後，能夠藉助書中介紹的方式，充分盤點自己，為人生下一階段的改變奠下堅實的基礎。

第四章在敘述個人加入生活調適愛心會的歷程，並對臺灣第一個，亦是唯一全國性的精神官能症關懷團體的愛心會進行介紹，尤其對最重要且最具功能的電話志工、團療志工，以及集談會志工做更深入且詳細的說明。

希望讀者在讀完以後，能夠了解愛心會可以提供的資源與協助，如果有心加入該會也可以有些具體的了解。

第五章列舉與十二位較具因緣的病友之互動過程，並進行分析、歸納、整理做出各自的小結論及整體性的統計結論。

讓讀者讀完以後，對憂鬱症朋友能夠有多方面、多角度的了解，並透過找到相近的案例做為參考，以提供病友通往康復之路可能的建議模式。

第六章將略述個人學佛的機緣及過程，並將這些年來自己領略的心得整理出簡單易懂的正信佛法概要。

希望讀者在讀完以後，能夠對佛法有一個正確的認識，以擺脫與傳統民間信仰糾纏不清的狀態，相信讀者對佛法的深入及日常應用，必然會有全然不同的見解。在本章節中，也將提供若干平日親近佛法的管道，以供讀者參考。

第七章是個人將佛法應用到日常生活上，乃至應用到幫助病友的心得進行詳盡的陳述。

希望讀者在讀完以後，能夠透過佛法聞、思、修、（證）三慧的步驟，進行日常生活的實踐，尤其是能夠協助病友從康復期穩定轉換至成功期的佛法核心關鍵元素：修智慧、行慈悲，以及其所能扮演的改變人格特質及人生觀之角色，能夠有更深入的體會。

第八章將透過兩位最親近家人在長期陪伴期間的近距離觀察，從不同的角度來看我的這一段憂鬱人生，並導引出陪伴者的重要性。

讓讀者讀完以後，能夠了解陪伴者的重要性，以及了解陪伴的重點及日常生活的注意事項，因為這對患者的康復扮演極重要的角色。

第九章將邀請四位昔日的同事、三位互動緊密的大學同學、兩位愛心會志工，以及一位接引我學佛的師姐所撰寫對我那一段憂鬱經歷的看法，進行更多元角度的側面觀察。文中更藉由與一位憂鬱症康復的朋友之對談，勾勒出康復後身心穩定的最重要元素，以供讀者參考。

讀完以後希望讀者透過多面向的角度對憂鬱症患者康復前後的改變，有著更具體的認識。

第十章描述2019年春節前後個人十天憂鬱症復發再體驗的過程，讓個人對逐漸淡忘的憂鬱症感受有再一次的體

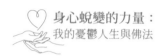

認，並且有了一些新的省思與心得。

讓讀者讀完以後，可以透過簡要的複習，對憂鬱症復發的可能狀況，可以有個更深入的了解及啟發。

撰寫本書的主要目的，希望藉由個人生病到康復的經歷、參加愛心會的歷練、協助病友的心得、以及學佛的領悟與應用等的系統性整理，以期讓病友在邁向康復的道路上有一個具體的依循，成爲憂鬱症朋友及照顧者的工具書，同時也能給予具有憂鬱症人格特質的朋友一些理解與建議，以期防範未然，達到預防的作用。

從醫學的角度，憂鬱症從醞釀到康復、成功的歷程，可以分爲下列六個時期，這些都是必然會經過的階段，各階段都伴隨著必須處理的核心問題。首先，如果可以先清楚了解自己目前身處在那一時期，接著可參照表中各時期後面的章節依序先行閱讀，那麼將可以得到最快速的效果與幫助，之後若有更多的時間再把其他的部分逐步閱讀完成。除了第一章到第三章是共同必讀之外，利用下方的圖表將可以讓不同階段的病友先找到最需要、最接近的部分去閱讀，得到最適當的資訊及協助。

⊙醞釀期：成長背景、先天素質、和壓力事件——第十章

⊙發病期：身心症狀的折磨、週遭親友的反應——第八、九、十章

⊙治病期：醫藥治療的疑惑、病情的起伏變化——第十章

⊙調適期：和舊有習性拔河、與親友期待拉鋸——第七、八、九章

⊙康復期：戒藥和復發預防、社會功能的重建——第四、五章

⊙成功期：性格和人生觀改變、產生利他思想——第六、七、四章

　　再者，綜合個人的生病及幫助病友的經驗，建立起如下的病友協助流程圖，從症狀發生後可以參考這樣的順序去因應，圖中並在每個項目後面標出書中頁數，讓讀者在需要的時候，可以很快地找到更進一步的詳細說明。

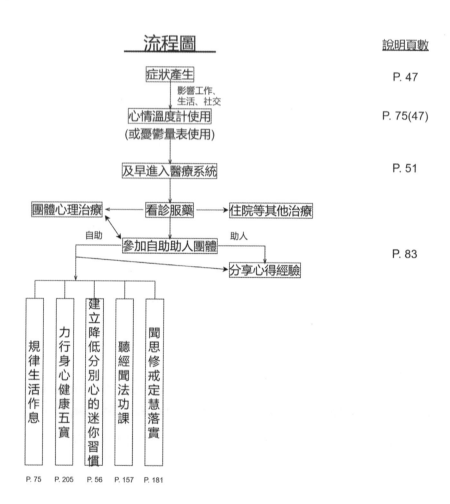

圖1：憂鬱症病友協助流程圖

目錄

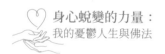

前言

從一個趾高氣昂，不可一世，充滿希望的上櫃公司副總經理，到生不如死，萬念俱灰的廢人，再蛻變成百毒不侵，自由自在的退休人之心路歷程

　　我的人生前半部與大部分的上班族是一樣，初中是倒數的第二屆，學業成績還可以，而每天最想做的事是打籃球，高中糊里糊塗矇進了第一志願的台南一中，接著念了台南的最高學府成功大學，除了拿到碩士，又在博士班混了兩年，三十歲才開始去上班工作。工作期間算是一路順遂，從助理工程師到研究員，一個非預期的因緣俱會，被調到製造自行研發出來產品的工廠當工頭擔任生產部經理。因為盡心盡力投入公司的管理營運，加上機會很不錯，一路從生產部經理、研發協理升至負責整個產品營運的副總經理。

個人比較特異的遭遇，就是從年紀邁入半百開始，也是在「**物極必反，否極泰來**」的自然法則下啟動。當時由於我負責產品的業績受到大陸廠商削價競爭的侵蝕逐漸下滑，新產品推展速度又跟不上，兩三年來持續不斷日積月累的壓力演變出積勞成疾，從此展開了十年不算短的憂鬱人生。常常聽到病友在問，罹患憂鬱症、焦慮症會好嗎？答案是肯定的，因為我就是最佳的見證。如今回想起來，我仍然覺得這真是老天刻意精心安排的一套劇本。接下來我將慢慢細說那一段既悲慘又精彩的人生經歷。

第一章

我的憂鬱經歷
——再生的喜悅與分享

◎10年來的回顧

◎幾個關鍵期轉折

◎生病前中後身心變化比較表

◎幾點供病友借鏡的想法與作法

◎10年來的回顧

事情的開端是2003年那年，一向學業成績優異、名列前茅的女兒，第一次國中基本學力測考得不如預期，再加上如日中天、蒸蒸日上的事業，開始不知不覺的蒙上衰退的陰影。從小敏感膽小的我，就進入各大醫院求診腸胃科的經歷，反覆地吃胃藥、照胃鏡、照大腸鏡成為生活中重要的一環。然而，除了胃部輕微發炎外，醫生也找不出什麼大毛病，但是我的身心狀況卻急轉直下，除了吃中藥外，一直陪伴身邊的老婆更是到處求神問卜，東拜神、西作法，使得整個家庭陷入愁雲慘霧的田地。最糟糕的是，失眠的狀況日益嚴重，必然也大大影響工作品質。

2004年9月底只好開始求助萬芳醫院精神科，拿了憂鬱症及安眠藥，當然也跟大多病友一樣，開始了「要吃不吃，

可以吃多少？」等等的用藥糾纏。一直拖到當年的11月初，我因為覺得萬念俱灰、嚴重失眠整個氣都沒了，開始服用安眠藥，也常常無法上班請假在家，輕生念頭偶還會閃過腦海，那段時間，被我拖累的老婆，不但無法好好入睡休息，還得強打精神勉強去公司上班，一有狀況又得隨時被我徵召回來陪我。

我很清楚記得，2004年11月4日那天，我的情況嚴重到連坐都坐不住，整個人都失去控制，那天老婆也剛好在家中，看到她那種無助而且精神憔悴一臉茫然的面容，使我整個人瞬間崩潰了，那時毫無章法頭緒的我，當下作了去萬芳醫院掛急診的決定。

在茫然的急診室裡面，幾經與醫師的討論，也想讓疲憊的老婆能有休息隔離的機會，開始了兩週急診精神病房的住院經歷。在病房裡，有了醫生的叮嚀、護士的照料以及各種藥物的幫忙，先克服了無法入睡的大問題，並藉著清淨無外界干擾的環境，規劃出一套重返職場，能使自己負責的產品事業起死回生的計畫。

2004年11月18日結束了兩週與世隔絕的生活，帶著無比的信心回到公司準備啟動扳回日益衰退產品業績的大計畫，出院後當然每兩週也必須定期回醫院複診，進行症狀的追蹤與藥物的調整。

光陰似箭，很快地半年過去了，幾個開發專案仍然毫無

起色，公司營運狀況持續惡化，而我的那些典型病症又反覆出現，胃痛腹部不舒服；最要命的是，失眠再度嚴重地侵蝕我的身心。我一直告訴自己要堅強要挺住，想盡各種方法來抵抗，但時好時壞，進一退二，我發現這段時間的努力終告失敗。

無獨有偶地，營運不佳的公司又面臨經營權轉換的壓力，此時醫生還檢查出心臟有左心室肥大的症狀，這真是壓垮駱駝的最後兩根稻草，我只好向公司提出退休的申請，幾經折騰也獲准。新接手的東家對我也相當禮遇，提供了一個不用每天上班、每年一簽的顧問職，更在隔年恢復了我的正式顧問的職位。但那一段時間，我因為失去主導權而也做不出適當的貢獻，失落與空虛感頓時籠罩著內心，病情也一直沒有改善，甚至還往惡化的方向走。

渾渾噩噩過了三年的顧問生涯，也經歷了人生最黯淡最悲慘的歲月，新的東家不會給我任何壓力，能來上班就來，不能就在家休息，也沒有特定的任務，但每月的薪水會固定匯進帳戶裡。由於也真的沒什麼事可以做，上班時間從每早7點出發，下午5點回家，慢慢地出發時間由7點延到8點、9點、10點……，下班則5點、4點、3點……往前移，到後來甚至只去公司餐廳吃個中飯，休息一下就回家了，就這樣結束了一天兩個半小時的上班時間。也因為這樣，漸漸地開始變得像遊魂一般羞於見到同事、朋友、鄰居、熟人，變成一

個離群索居的邊緣人。

　　真所謂福無雙至，禍不單行。記得很清楚，是2008年7月1日接近中午。當時正站在家裡後陽台發呆的我，突然聽到晴天霹靂的一聲巨響，後山的山壁突然整個崩塌了下來，隔壁正在裝潢的工人也一陣譁然地趕緊離開現場，留下一臉茫然的我。幾經回神後，杵著拐杖一跛一跛地走到二樓的鄰居家中避難，更悲慘的是，他們家的後半部已經被崩塌下的土石所塞滿。看到這樣的情景，我整個人癱瘓了，跌坐在地上久久無法站立。經過這一突如其來的震撼教育，使得原本異常脆弱的我病情更加惡化，自艾自憐的情況更形嚴重，為什麼世界上最倒楣的事都找上我的想法，一直纏繞在我的腦海中。更糟糕的事，至此身體出現奇怪的變化，皮膚竟然脆弱到吹到風就會感到刺痛，真是淪落到**身心俱疲，痛不欲生**的田地。

　　後來，自己心想去公司也沒有什麼貢獻，只是去白領薪水，雖然對經濟狀況會有一些舒緩，但內心的天人交戰已經到了緊繃的階段，而且到2008年8月份任職已達25年，於是就作了申請勞保退休的決定，希望讓自己的人生能夠有個不同變化及起點。

　　但是退休以後，真正的考驗才開始，整天窩在家裡，深怕出去會被鄰居、熟人指指點點，大門連半步都跨不出去。

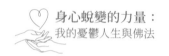
整天沒事幹，本來喜歡的運動節目也看得索然無味，任何事情都沒有興趣。慢慢地又從在客廳坐，退到在床上躺，身體狀況又變得更差，甚至連一點力氣都沒有，每天都在質疑自己是不是已經變成廢人，想結束性命又沒有足夠勇氣，最後的功能竟悲慘到只剩下幫下班回家的老婆開門，然後又馬上回去床鋪躺。那段時間最振作的時刻，就是住校的女兒從學校回來，為了怕她擔心而強打精神起身跟她寒暄幾句，人生走到如此境界，真是不勝噓唏。

　　渡過幾個月這種**生不如死、行屍走肉**的生活，每天度秒如年，毫無生趣，不知未來會是什麼的日子，自己便開始認定一定是得了什麼絕症，而不承認是精神相關的病症，所以常坐著輪椅尋遍台北市各大醫院去做檢查，希望能找出一個原因來判自己死刑。甚至會利用心臟不舒服時叫救護車送我去醫院掛急診，但每次檢查或急診過後，若醫師判定找不出病因時，我還會跟老婆兩個人呆若木雞地傻坐在醫院門口，不知何去何從。對於莫名其妙的全身刺痛感，我分別到過榮總及萬芳醫院的神經外科住院10天及20天做詳細檢查，在萬芳醫院甚至還做了骨髓穿刺手術，而且手術後得平躺24小時的檢查，但最後的結果都是徒勞無功，然後又像一隻鬥敗的公雞回家去。終於有一天朋友在報紙上看到長庚的張家銘醫師在一篇報導中說，憂鬱症可能會造成全身的疼痛，於是在老婆及朋友催促下，我在極不願意的情況下半推半就，

去看了張家銘醫師的門診，也開始服用張醫師所建議最新的憂鬱症用藥——「千憂解」，再加上自己心態也有了一些轉變，因為既然死不了那是不是可以不要再一直關注著自己，是否可以來找一些比自己更脆弱的人來關懷，腦中也突然閃過「百善孝為先」的古訓，於是把焦點回歸到自己一直不敢碰觸，被遺忘遠在台南故鄉，當時已經80多歲高齡的父親。

父親跟弟弟住在一起，不知道是不是父子連心，還是互相影響，在我退休以後，他的情況也變得很差，好像隨時就會出問題。那時候我警覺到父親此時最需要我，又加上後山修復工程正式展開，每天灰塵與噪音如影隨形的逼迫，不管我情況再怎麼差，我應該把握這個機會回去陪伴他。就是這樣一個外緣與善念的啟動，以及接受一位作法師父的幫忙，我們父子兩人的病情漸漸地往好的循環運行。

我回台南故鄉住了一段時間，身心狀況總算穩下來，但也不是一帆風順，常常也會因為一些不順遂的事情，弄得起起伏伏、進進退退，然而至少沒有再回到最差的狀況。回到台北之後，我也會定期排時間回去陪伴父親，有時間也設法盡量安排活動，每天會固定去走路、爬山、運動，到圖書館去看書、看報紙，或者聽音樂、聽廣播、種花、養魚。對外也參加很多活動，例如去拜訪朋友、到寺廟參拜、聽技術演講、理財講座，以及參加公辦的養生及語言課程。並鼓勵自己有朋友邀約，只要時間沒有衝突下，二話不說一定參

加；因此，短短一、二年間，我去過日月潭、太魯閣、清境農場，也參觀世博、花博。並藉著一些當兵的朋友，一、兩個月就會相約到台東知本的民宿聚會一次，試著就把自己的生活豐富化、充實化，這也加速自己病情的復原。終於在2009年10月最後一次到長庚醫院看診時，獲得張家銘醫師不用再來看診的祝福，只帶著一些「利福全」藥錠，讓我自己斟酌地服用。至今，除了碰到比較大的衝擊，引起肌肉極端緊繃會吃個半顆外，我幾乎已經把這些藥錠收在抽屜的深處。

這段期間有位業界好朋友接到客戶的建廠需求，找上門提供了我一個專案的工作，讓自己的價值重現，也是重要的因素。我常常以這個經驗告訴病友，不管在多艱困的環境下，唯一的要務是把自己的身心狀況調整好，才能接受好因緣、好事隨時發生的機會。那時候如果我的狀態不好，朋友也不敢來找我，自己也接不下這樣的重擔，女兒出國深造的機會，必然也會斷送掉了。

等到一切慢慢恢復到正常的軌道，有一個念頭突然閃過，因為自己在生病的那一段時間，經常接受別人的幫助，如今我有很多閒暇的時間，是不是也可以來回饋幫助需要幫助的人。於是我在2012年加入法鼓山慈善基金會在萬芳醫院每週一個小時的念佛號關懷重症病患活動，持續不斷地為這些病患帶來關懷與祈福；另外，有空也會擔任法鼓山舉辦

活動時義工的勞力工作，並曾經加入台北市政府委託萬芳醫院幫獨居老人送餐的行列。

後來，我覺得自己有過這麼一段滿特殊的人生經歷，應該可以用來幫助有相同困擾的朋友，幾經轉折，終於正式加入「中華民國生活調適愛心會」，經過了志工的基礎訓練、特殊訓練及實習，終於可以透過電話交流，來分享個人經驗，並嘗試幫助有需要的病友，這著實讓我自己的生活又進入一個全新而且有意義的體驗。

◎幾個關鍵期轉折

回顧自己得憂鬱症的這一段歷程，首先要以醫學的觀點來說明「精神官能症」各階段的核心問題，並將自己的幾個重要關鍵事件分為下列六個時期來進行簡要的回顧。

　　⊙醞釀期：成長背景、先天素質、和壓力事件
　　⊙發病期：身心症狀的折磨、周遭親友的反應
　　⊙治病期：醫藥治療的疑惑、病情的起伏變化
　　⊙調適期：和舊有習性拔河、與親友期待拉鋸
　　⊙康復期：戒藥和復發預防、社會功能的重建
　　⊙成功期：性格和人生觀改變、產生利他思想

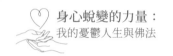
1. 醞釀期或壓力累積期（2003-2004年）：對女兒升學的期待過高，一定得考上北一女，卻只上中山女中的落差。但這只是一個開端， 最主要的原因是持續累積無法突破的工作壓力，包括自己負責的產品從一片大好，到逐步惡化，以及所採取的對策均告失敗的那種失落感，才種下了發病的因子。

2. 發病期（2004-2008年）：持續累積的壓力，過程又碰到老婆病倒，連續三天半夜進出急診室，使得病症急速惡化，從2004年7月住院起至2008年退休經歷四年起起伏伏的發病期。

3. 治病期（2004-2009年）：從2004年在萬芳醫院看精神科開始，藥物治療、心理諮商、吃中藥、問神求卜，各大醫院的各種檢查，其實都沒有很大的進展。直至2008年退休，壓力減輕，雖然又經歷了一段退休後的嚴重調適期，但也因為若干機緣轉往長庚醫院看診，在藥物做了重大的調整，才讓病情算是穩住不再惡化。

4. 調適期（2009-2010年）：這段期間退休後的生活，人生角度的調整，接觸範圍的拓展，經常拜訪朋友，外出旅遊，參加各式活動，明顯感受得到人生已經開始觸底反彈。雖然常常會有掉回去原先症狀的感覺，但由於生活型態不再出現太大壓力，都很容易可以擺

脫掉這些負面因素，開始往正面樂觀方向前進。

5. 康復期（2010-2012年）：正面積極的生活態度，帶來一天比一天進步的良性循環，修正後的生活模式，也支撐了兩年相對穩定愉悅的過程。藥物也從最高峰每日20～30顆藥錠，調低到只剩下「利福全」（自律神經調整藥），來處理自己無法控制的肌肉緊張反應及偶而的睡眠問題，而且可能一、二個月都不會用到，甚至已經到每年吃不到一兩次的狀態。這段期間能夠支撐康復，一位好朋友提供了一個專業的工作，讓自己的價值重現，也是重要的因素。

6. 成功期（2013年～）：危機即是轉機，到了這個階段就常常跟朋友提到自己的狀況已經比生病前好上好幾倍，因為經過這十年的吃苦與歷練，整個人生觀作了180度的改變，從畏縮悲觀到積極正面樂觀，是最大的寫照。不再一直只考慮自己的立場，分享及幫助別人成為自己的血液的一部分，體認到付出原來比索取快樂太多了。不過也常常提醒自己：看似已在成功期，但未來還可能有不少的試煉在前面，然而只要有正面積極的態度，必然可以伴我渡過這些困難與挑戰。

重新檢視起來，能夠長時間維持在穩定的狀況，與持續出現接觸佛法的好機緣，每天有機會學佛研究佛法，穩定

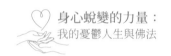
自我的身心外，並消化整理分享給求助的病友，有著密切的關係。真是非常幸運，由康復期進入成功期，藉著佛法兩足尊的「修智慧」，達到了個人人生觀與性格的改變，「行慈悲」帶來利他的思想，完成了成功期的重要核心價值，也開啟了一段嶄新的人生方向。

◎生病前中後身心變化比較表

綜觀以上我這十年憂鬱症經歷的描述，如下嘗試進行一個總整理，從生理、心理、人格特質三個層面比較生病前、中、後三個階段的重要變化，讓讀者有個具體的了解。

	生病前 （<50歲）	生病中 （50～60歲）	康復後 （>60歲）
生理	經常胃痛 只能喝白開水 偶而失眠	持續 一樣 經常失眠靠安眠藥甚至2顆安眠藥2顆鎮定劑也無法入眠	幾乎不曾胃痛 每天喝咖啡最高紀錄一天4杯 一覺到天亮很少失眠
	偶而半夜驚醒大量盜汗	皮膚經常一層汗黏在上面，甚至吹到風有刺痛感	正常無礙

		生病前 （＜50歲）	生病中 （50～60歲）	康復後 （＞60歲）
生理		身體經常痠痛	緊張時腹部肌肉緊疼，腳部關節疼痛導致無法行走靠輪椅移動	緊張時腹部肌肉緊縮爬仙跡岩是每天的運動偶而打籃球騎自行車
		味口普通	味口差經常無法下嚥	味口佳美食主義者
		體質差、經常感冒過敏	一樣	很少感冒、鼻子過敏根除、體質轉佳
		嗅覺味覺敏銳	嗅覺味覺異常敏感	正常
心理		要求完美、嚴謹	無心要求	適當就好
		孤僻、但偶會互動	更孤僻、不想與人互動	合群
		內斂、木訥	幾乎不講話	外放、多話
特質		優柔寡斷、退縮、小心、保守、被動	到無法決定事情的地步	果決、勇於嘗試、積極主動、接受挑戰
		執著	只能守住僅有的身心	隨緣、盡分

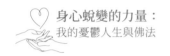

　　所謂的「危機卽轉機」、「塞翁失馬、焉知非福」，經過這樣的一個刻苦銘心的經歷，不但讓自己身體變得更健康，心態更正向，根深蒂固的人格特質也有很好的調整，如下各章節將仔細地來闡述這些蛻變的關鍵與過程。

◎幾點想法與作法供病友借鏡

1. 藥物治療完全交給醫師：這是先穩住病情基本盤最重要的一步，由於對藥物的認知錯誤以及聽信人云亦云的說法，一般人對於藥物都是又恨又愛，想吃又不敢吃，吃了又想減少劑量，如此不但會影響藥效，對心理不確定感的衝擊又是另一種傷害。爲了減少這些傷害，把藥物的問題，全權交給醫師及藥劑師來處理，並建立良好的醫病關係，相信他們會針對你的現況，作出最好的處置。

2. 認知調整的建議：以藥物穩住病情基本盤後，接下來必須進行的工作就是認知的調整，其中參加長期的互助分享團體或個別心理諮商，都是可行的方法。一般精神官能症都是已經累積了非常長的時間，甚至是由於個性所造成，很難在短時間就翻轉過來，而且很可能是進一退二、進二退一的重複發生，耐心因而絕對是恢復過程中最需要的。所以，在治療過程中，若是

遇到一些挫折，一定要不斷地提醒自己，這是必經的過程，必須全然接受它。

3. 憂鬱症的全然接受與面對：回頭過來想想自己的經歷，我總覺得得到憂鬱症是福不是禍！因為它是對我的一種試練，它提供了一個非常好的機會讓我重新認識、了解、以及接納自己，這種重新檢視自己人生的過程，也是提昇人生層次的契機。因此不用怕別人知道，只要能夠去面對它、接受它、處理它，反而是邁向改善重要的一步。

4. 行為改造的堅持：「想法比作法多」是造成許多憂鬱症朋友生病很重要的原因，所以，如何扭轉它，讓它變成「作法比想法多」：例如，讓平常的家居生活充滿著動靜態活動，我認為，這是讓我自己病情好轉，而且能夠長時間維持平穩的關鍵。以下我將提供自己目前會從事的活動供大家參考。每日的功課：做家事、種花、養魚、上圖書館（看報紙、看書、借DVD）、爬山、聽財經廣播、看財經電視節目、聽教育廣播電台、看體育轉播、上臉書Google、玩Line、運用APP。每週的功課：騎自行車、打籃球、聽演講、找朋友聊天、當志工、學唱歌。每月功課：郊遊、旅行、到龍山寺拜拜、回台南老家走走……。另外，擔任顧問的工作，也是目前生活中重要的一

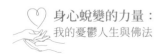

塊，由於是在自己的技術能力範圍下執行，並不會造成太大的壓力。

5. 其他治療的配合：在治療過程中，身心狀況必然會起起伏伏，除了以上提到的幾點，有關藥物治療、認知調整的強化、行為的持續改變外，也隨時以心理諮商來輔助治療，另外，團體心理治療，以及急性狀況發生的住院治療，都有助於症狀的改善，也是邁向成功期的必要支持。當自己有心要改善、改變，那麼配合上述各種治療必然可以讓自己逐步邁向康復的大道。

本章重點提示：

1. 深刻了解憂鬱症演變的六大時期，掌握各階段的核心問題並採取因應措施。
2. 及早尋求正統醫療體系的協助。
3. 藥物治療與認知調整並重。
4. 把握「物極必反、否極泰來」的契機，憂鬱症可以康復，甚至帶來不同的人生。
5. 憂鬱症生病的過程，宛如一段認知的轉換以及心智成長的歷練。

第二章
認識精神官能症——知彼

◎什麼是壓力？

◎何謂精神疾病？——精神病與精神官能症

在自己罹病多年以及幫助病友的過程中，我最大的感觸是，國人對於精神疾病了解普遍都很缺乏，以致無法盡早尋求相關醫療機構的協助，讓病情得到適當的控制，甚至讓其進入快速惡化的循環；因此，我在愛心會服務期間，不管是對志工的教育訓練、病友的開導，對精神疾病了解的介紹必然是放在首要的部分。當大家對精神疾病及精神官能症有了認識之後，對後續因應步驟的採取與推展，就會有事半功倍的效果，這對病友及家屬的心緒將會帶來穩定的作用，對於往後的康復也會帶來希望與踏實。以下將對精神疾病及精神官能症相關內容進行詳細的介紹，其內容主要是參照102年台北市立聯合醫院松德院區劉宗憲醫師對生活調適愛心會志工進行特殊訓練的課程資料。

◎什麼是壓力？

壓力（stress），是精神官能症最大的來源。每個人都有身心最大負荷的強度限制，泛指任何造成生理、心理不正

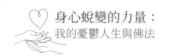
常的干擾，通常指的是精神壓力，人在承受壓力時，初期會疲倦暴躁，後來會產生神經緊張、焦慮、憂鬱的現象，自己未必能夠察覺，反而是周圍的親友容易感受到。

在自我或外在的要求實際上或感覺上高於自己的能力時，心理及生理便開始有不同的情緒反應。心理會影響生理，當人面對真實或想像的危險時，本能上為了求生存，身體會釋放化學物質或荷爾蒙，一旦持續的壓力成為慣性反應，這些化學物質就會改變腦部運作及功能。每一次發生生活上的大事件，就會產生程度不同的壓力，在面臨壓力，感覺有危險時，就會產生焦慮情緒；感覺挫折時，會帶來憤怒情緒；感覺失落時，憂鬱情緒就出現了，如此的日積月累再進一步就可能發展成壓力導致的各種相關身心疾病。

除了重大事件侵襲造成的壓力是屬於強度大的明顯感受外，另一種是持續的、高頻率的微壓力，是個人人格特質造成的，平常不斷的持續累積，長期下來也是罹患精神官能症的原因，如果能夠有這樣的認識，我們可以及早努力做生活調適和生命成長來克服之。

每個人對壓力的因應方式和能力不同，適應力良好的人具有相當自我控制和承受環境影響的能力，可以忍受暫時不快樂，並以長遠宏觀的角度看待事情，在加上平時均衡的飲食與規律的生活作息，而且又能夠善用周遭社會資源網絡，就不會帶來後續的相關問題。相反的，不適應者，就容易罹

患身心症或精神官能症等的疾病。所以能夠承受適度的壓力是最健康，過猶不及都不好，而中庸、平衡是動態的，首先要能夠有自我的覺察能力，才容易適時、及時調整與排除。衛福部提供的「壓力指數測量表」，是檢測自我目前壓力的簡單工具，也提出相對的因應對策，讀者可以多加利用。

　　在此也特別介紹個人平常因應壓力時的放鬆工具——放鬆3B：所謂3B分別是**叫停**（Break）、**深呼吸**（Breathing）、**腦力激盪**（Brainstorming）。由於壓力有持續加成累積的特性，如果能夠在中間適時給予叫停或轉移，就可以讓壓力的程度變小，這就是為什麼現在職場會有工作五天、休息兩天的設計。因此，在每天相同的工作中，自己必須有些規畫，每隔一段時間讓自己抽離手邊的事情，暫停一下或進行不同性質的活動，以達到讓相同情緒有轉換的機會，這樣壓力或疲累將會減低。叫停也可以用在彼此有爭執或衝突的時候，其中一方適時的叫停，讓情緒有冷卻以及對事情有重新思考的機會。另外，準備一些自己最喜歡的照片集中放在手機的相簿裡，每當碰到壓力或不好的情緒時，隨時充當轉移叫停的工具，也是很實用的方法。深呼吸則是每個人緊張的時候會做的動作，在此要強調的，是把它變成每天的功課，就像是在吃藥一樣，每一天的餐前或者餐後各做一次，睡前再加一次，每天共計四次，每次3～5分鐘，將它養成習慣。深呼吸有增加血液含氧量的效果，對焦

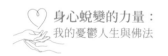

慮情緒的抑制很有幫助。我們對事情很容易有固定的單一看法，尤其當壓力產生時，如果看法不改變，它會如影隨行的跟著，而腦力激盪可以使我們天馬行空的讓想法產生多樣性，這對壓力的降低或注意力的分散，也是有幫助的。

◎何謂精神疾病？

精神疾病可以分為**精神病**及**精神官能症**兩大類，對它們有了基本認識，將會有助於病患與照顧者的盡早就醫及康復，對心情的安定也是非常重要的因素。

1、精神病

具有如幻覺、妄想等精神病症狀，無病識感，有脫離現實的現象。

依致病原因區分：功能性精神病（如思覺失調、躁鬱症、妄想症等）、器質性精神病（如新陳代謝及內分泌障礙、物質濫用及戒斷、藥物及其他中毒、神經系統及腦部疾患等）。

1.1 思覺失調症

· 它的肇因可能是體質、遺傳、加上心理、環境因素所致，以**藥物控制**為主。

· 終生盛行率約1%。

・是一種慢性精神疾病。病人發病之後，顯得畏縮、自閉、社交能力、工作能力逐漸下降，並且有自言自語、個人衛生習慣不良等現象。若與其談話可以發現思考結構鬆散、文不對題、語無倫次，有明顯的幻覺或妄想等症狀。

1.2躁鬱症

・因為發病時會有躁期與鬱期兩極的變化，又稱雙極性疾患。

・終生盛行率約1～2%，男女比率相當。

・睡慾減少、充滿活力，忽略危險而去從事平常不敢冒險的行為，例如刷爆信用卡、嘗試一夜情等等。

・說話滔滔不絕，明顯的比平常話量多，思考敏捷，甚至到了意念飛躍的程度。

・躁鬱症是一個遺傳性極強的疾病。不過多數病人的功能大致不會退化的很嚴重，只要好好治療並且**固定服藥**，預後的狀況通常是不錯的。

2、精神官能症

大多會有病識感，無脫離現實的現象。

精神官能症包括：

・憂鬱症

・恐慌症

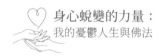
· 廣泛性焦慮症

· 畏懼症

· 強迫症

· 創傷後壓力症候群

· 適應障礙症

· 失眠

· 身心症

· 三合一、五合一

2.1 身心症

常見的身心症是精神官能症的初期症狀，會影響我們的血液循環系統（如：本態性高血壓、本態性低血壓、心因性狹心症、心律不整）、呼吸系統（如：支氣管氣喘、過度換氣症候群、心因性咳嗽症）、消化系統（如：潰瘍性大腸炎、躁腸症、消化性潰瘍、心因性厭食）、內分泌代謝系統（如：糖尿病、肥胖症、甲狀腺機能亢進）。

再嚴重就可能罹患精神官能症的精神疾病，探討病症是要讓大家有基本的了解，去除誤解的污名化。若發現親友有類似症狀，可以盡快協助其就醫，請醫師做審慎評估。精神官能症與人格特質、環境、壓力有密切關係，包括有憂鬱症、恐慌症、廣泛性焦慮症、畏懼症、強迫症、創傷後壓力症候群、適應障礙症、失眠等，而且如果慢性化，就會形成合併的三合一、五合一之狀況。

2.2憂鬱症

具有如下各方面的表現：

· 情緒——低落、激躁不安
· 想法——負向思考、無助無望、罪惡感
· 行為——精神運動性遲緩、自傷傷人
· 生理——失眠（嗜眠）、無食慾（食慾增加）、無活
　力

世界衛生組織（WHO）將憂鬱症與癌症、愛滋病同列為二十一世紀三大疾病。一般男性終其一生有12%的機率會罹患憂鬱症，女性為20%。根據精神醫學會依現況5～10%的憂鬱症盛行率推估，台灣至少有100萬人曾經或正在為憂鬱症所苦，而依照衛生福利部的統計資料，2019年國人使用抗憂鬱症藥物的人數有將近140萬人。

憂鬱症常見用於判斷的臨床表現有：

· 多數時間的心情是憂鬱的、悲傷的、無望的、令人沮
　喪的或是「掉到谷底」
· 對日常活動或嗜好喪失興趣或樂趣
· 食慾通常下降（少部分人會增加），體重減輕或增加
· 失眠（入睡困難、太早醒來而難再入眠）或睡眠過多
· 旁人可觀察到的焦躁激動或怠惰遲滯

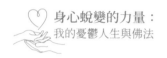
‧勞累疲倦、失去活力

‧無法專心、猶豫不決

‧覺得自己沒有價值或過度內疚（有時可能會達到妄想
的程度）、對未來覺得不抱希望

‧不斷想到死亡或有輕生意念（甚至企圖輕生）

在以上九項其中若有五項以上的表現，且持續兩週的時間，則極可能是憂鬱症患者，應儘快就醫，接受專業醫師的診斷與治療。

2.3恐慌症

‧突然而來的極度恐慌、害怕、不安與快死、快發瘋的
感覺

‧呼吸困難、過度換氣、心跳加速、胸部不適、窒息
感、頭暈、手腳發麻、發抖、流汗等

‧發作時間約5～20分鐘

‧無明顯誘因

‧容易有預期性焦慮：擔心再發常伴隨懼曠症或幽閉恐
懼症

2.4 廣泛性焦慮症

‧飄忽不定的不安、煩躁、擔心

‧症狀持續至少六個月以上

‧包括四大症狀：

△不切實際的過分焦慮擔心

△身體肌肉緊張

△自主神經系統過度興奮

△易受驚嚇、難專心、易怒、難入眠等

2.5 畏懼症

‧臨床表現：

　　△對於某些特定的「物體」、「活動」、「情境」感
　　　到不合理且持續性的害怕

　　△有逃避現象

‧分類：

　　△社交畏懼症

　　△單純畏懼症——動物、高、閃電、血、針、釦子、
　　　聲音

2.6 強迫症

‧定義：

　　△強迫性思考：重複且持續的想法、衝動或心像，因
　　　為不恰當而致明顯的焦慮

　　△強迫性行為：因強迫思考而反應的重複行為或心理
　　　動作（例如算數目、清洗、檢查等），這個反應為
　　　的是降低難過、焦慮或害怕的情境

　　△病人清楚強迫症狀是過分且不合理的

　　△強迫症狀影響到病人的工作、社交活動與日常生活

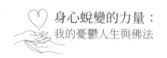
2.7 創傷後壓力疾患

· 定義：遭遇足以喪生或嚴重傷害的重大創傷者，且導致畏懼

　△身體出現焦慮症狀

　△不斷重現創傷的影像、經驗、感覺等

　△有逃避的行為，包括感覺麻木等

　△已經影響工作、人際功能

　△症狀超過一個月

2.8 失眠症

· 形態：

　△入睡困難

　△中間淺睡型

　△早醒型

· 原因：冰山的一角

　△身體病痛

　△情緒困擾：失戀、挫折、生氣

· 治療：

　△藥物

　△非藥物：肌肉放鬆術、安眠三法則（助眠CD）

　△生活形態改變：時差、夜生活

　△周遭環境影響：競選、迎神賽會、公園邊

　△個性使然

．疾病惡化的加速器

2.9 治療方法

當症狀影響到生活、工作、社交活動，或根據心情溫度計或憂鬱症量表的建議，有需要則及早尋求醫療系統的協助。醫療系統包括藥物的治療與非藥物治療，其中藥物的治療，有抗精神病藥物、抗憂鬱藥物、精神穩定劑、抗焦慮藥物、助眠劑。服藥難免有副作用，但千萬不要被服藥副作用嚇到，自行隨便停藥，配合醫師用藥是進入醫療系統最重要的一步，服藥狀況最好以兩害相權取其輕的原則，接受藥物短暫輕微的副作用，與醫師合作渡過副作用的不舒服階段。藥物發生作用的時間，大約是兩～三週。

非藥物治療則有個別心理治療、團體心理治療、家族治療等，重點在調整認知的治療方式。根據相關單位粗略的統計資料，經過這兩項的配合治療後，精神官能症患者經過治療後，約有1/4會恢復，有1/2改善但還有症狀，有1/4症狀依舊或惡化。

2.10 精神疾患發生率

以下表格是參照師大心輔系林旻沛教授整理的資料，可以做為了解精神疾患發生率的參考。

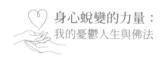
常見心理疾患的終生盛行率

疾病別	終生盛行率	男：女
思覺失調症	2.1／1000	1：1（15歲~25歲）
躁鬱症	1％	1：1
憂鬱症	15~25％	1：2
恐慌症	1.5~3％	1：2~3
特定對象畏懼症	5~10％	1：2
社交畏懼症	2~3％	不定
強迫症	2~3％	1：1（青少年，男>女）
創傷後壓力症候群	1~3％	
廣泛性焦慮	3~8％（高共病性）	1：2
適應性疾患	5％	1：2
厭食症	0.5~1％（青少女）	1：10~20
暴食症	1~3％（年輕女性）	女>男

2.11 精神官能症的歷程中各階段的核心問題

這是分析了解精神官能症過程最重要的依據，值得一提再提，如前面所提可分爲下列六個時期來描述：

⊙醞釀期：成長背景、先天素質、和壓力事件
⊙發病期：身心症狀的折磨、周遭親友的反應
⊙治病期：醫藥治療的疑惑、病情的起伏變化
⊙調適期：和舊有習性拔河、與親友期待拉鋸
⊙康復期：戒藥和復發預防、社會功能的重建
⊙成功期：性格和人生觀改變、產生利他思想

這些核心問題涵蓋了精神官能症的全貌，更可以用來正確精細掌握各階段需要注意的事項，是病患與照顧者時時刻刻需要清楚，並予以追蹤的項目。

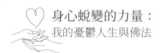

本章重點提示：

1. 壓力的形成及程度因人而異，練習放鬆3B可適時降低壓力的影響。

2. 精神疾病分體質遺傳性為主，需要長期醫藥控制的精神病，及壓力環境為主，需要醫藥治療與認知調整的精神官能症。

3. 憂鬱症是精神官能症中終生罹患率最高的疾病，比率高達15～25%。

4. 認識憂鬱症的成因、症狀、治療方法，是病友邁向康復的第一步。

認識自己──知己

◎現況／策略／目標之關係／PDCA的循環系統／迷你習慣

◎財富相關的盤點

◎人際關係相關的盤點

◎身心健康相關的盤點

◎個人生活習慣相關的盤點

　　李政勳醫師在台北市聯合醫院忠孝分院團體心理治療進行中所用於幫助病友改變認知的格言中，讓我印象極為深刻的一句是：**生病是危機，也是轉機，讓我們停下匆忙的腳步，重新認識自己，接納自己。**

　　無論我們遭遇疾病或困境想要擺脫，或是想要突破現況更上一層樓，重新認識自己是最重要的一件事，這是一個現況的盤點與整理，是改變自己化危機為轉機或達成下階段目標的一個重要基石，當然要很清楚了解能讓改變發生的，只有自己。以下將敘述以人生三大區塊──財富、人際關係、身心健康做為盤點自己的項目，盤點的資料並非固定的結果，而是成為自己的資料庫並定期（每季或每年）或經歷重大事件後進行審視更新。

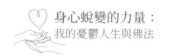
◎現況／策略／目標之關係／PDCA的循環系統／迷你習慣

　　不管是疾病的治療、問題的解決或是困境的擺脫，甚至超越自我的達成，都需要設定一個明確的目標，再根據目標來盤點現況，才能制定出完善的策略。如下即是從盤點現況的資料做為基礎，透過現況資源的配置形成策略，進而實現目標的程序示意圖。在幫助病友的過程中，除了協助認知的調整外，鼓勵設立階段性目標，並利用這個程序做練習，不但能夠完成一些代辦事項，更能夠建立這套運作系統來應付未來的各種事項的推動。

　　由於自信來自於對自己的充分了解，因此，平時定期盤點自己，建立屬於自己的資料庫是很重要的基石。「工欲善其事，必先利其器」，我們在平常生活或工作當中會使用很多簡單的有形工具（如起子、鋤頭、計算機……等）來協助完成事項或物品，同樣的，在人生的成長歷程中，也需要有無形的表單、流程、系統等工具來達成目標，以下我將分享個人使用過的重要盤點工具，以供讀者參考。

現況/ 策略/目標之間的關係

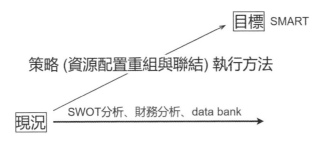

※以終為始, 認識自己, 盤點現況, 設定目標, 擬定策略
※身心健康 財富 人際關係 - 人生三大塊

圖2：現況／策略／目標之關係圖

　　在盤點現況、設定目標、形成策略後，重要的是一套運作系統，而PDCA的循環系統應是各種管理最基本的運作，也是各大企業專案管理的程序，依序為計畫（Plan）＞執行（Do）＞檢討（Check）＞再出發（Action），茲詳細介紹如下。

・計劃（PLAN）

　　在此將舉微軟公司的SMART目標原則說明其重點，設定明確的（S：specific）、可衡量的（M：measurable）、可達成的（A：attainable）、成果導

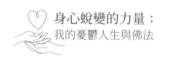

向的（R：result-oriented）、有時間表的（T：time-oriented，有時間表，可衡量才能反省檢討）目標，把握這些原則設立目標乃至達成，就啟動一個好的開始。

若依照時間長短，計畫可分為長期的願景、五年計畫，中期的一年計畫、月計畫，短期的週計畫、日計畫，及臨時性的事件前計畫、專案計畫。計畫趕不上變化，經常是大家用來說計畫一點都沒有用的順口溜，然而這是忽略了做計畫時，已經事先進行了現況、環境的盤點，內外部資訊的收集與分析（SWOT內外部分析——一個人的強弱勢、環境的機會威脅），有了這些依據，面對變化才更有因應的能力，所以反過來說計畫是為因應變化而生，是因應變化最好的準備。

·DO（執行）

這是計畫實做的部分，有了計畫的步驟循序執行，所謂「實踐是檢驗真理唯一的標準」，做了就有結果呈現，這是所謂試誤的過程，根據自己聽到、看到、學到、體會到的方法去做，產生預期正向的結果固然很好，可以繼續執行。如果不是好的結果也不會浪費，總會得到經驗，有時候失敗經驗比成功經驗更可貴，也可藉由得到的經驗進行調整修正，帶來進步成長的可能，尤其是年輕人更有失敗的本錢，不斷的嘗試，累積出更多的經驗，都是未來邁向成功的資產，常

言道：「失敗為成功之母」描述得一點也沒錯，所以，就像運動品牌Nike的口號：「JUST DO IT」（做就對了）。

在此將特別介紹一個在執行上可行且持久的觀念——迷你（或原子）習慣，有興趣深入了解的讀者可參閱三采文化出版的《驚人習慣力》及方智出版的《原子習慣》，或星出版的《複利效應》及聯經出版的《生命是長期而持續的累積》。計畫在規畫完成後需要有一套自動持續運轉的機制來進行，所謂的大方向小目標，不需要任何大道理，依個人的經驗建立迷你習慣於每天的課表中是成功的關鍵。迷你習慣的重點在於有持久穩定的效果，在一開始強迫你自己去做正面的小動作，小到不會失敗、輕而易舉的小動作，把需要執行的事項盡力分割（breakdown）成可以被塞進每天的時刻表裡去運轉的小小事。

從開始的小勉強啟動，因為簡單到很容易執行，經過一段時間的發酵便可以自動運行，於是效果就會顯現，信心被鼓舞了就願意更加投入而進入良性循環，也會擴大到其他工作及生活上的一切。生理的健康從一個伏地挺身開始，心理的健康從一個正向的念頭啟動，萬丈高山始於足下，爬山只要把下一步踩穩就到了，在在說明了迷你習慣在執行上的威力，你是怎樣的人，會做怎樣的事，相反地透過迷你習慣的建立，讓你做怎樣的事，去成為怎樣的人。正如佛法所提示的，一開始需要有功用地的勉強去做，經過因緣細分別的持

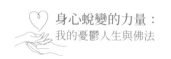
續轉換，就會進入無功用地習慣自然運作的境界。

· CHECK（反省檢討）

　　每個事件經過後，除了要有記錄的習慣，也必須根據記錄檢討與當初設定目標之間的差異，不管是執行成果、效率，乃至於時間進度，與一開始計畫設定的定量數字進行比較，低於或超出預設值，都要檢討差異、分析原因、研擬對策，以做為下階段或往後的參考。反省檢討是最重要的階段，但也是最被忽略的項目。若個人以古聖賢的「日三省吾身」，可能是多了點，但每天寫日誌、記行事曆來進行一些小檢討，對個人的成長應該都會很有所幫助的。

· ACTION（制定新的系統）

　　經過上述的反省與檢討後，最重要的是修正後的再出發，進入新的PDCA循環，成為自己新的運作系統並不斷更新。一種自我修煉的學習之道，即如台塑公司的核心價值：追根究底止於至善，成為自我成長進步的最大動力。

　　如上所述，**對於發生的事情，隨緣在前、盡分在後，對於未發生的則盡分在前、隨緣在後**，這樣「隨緣盡分、盡分隨緣」的簡單概念，讓生活過得輕鬆又自在，彷彿不會有被事情困住的煩惱。

　　以下將以個人寫作本書的計畫及落實心得，作為PDCA系統及迷你習慣運作的例子。

盤點現況與設定目標（Plan）

- ·確認退休後人生兩組獨特元素：憂鬱症、學佛
- ·盤點現況：一直存在的想法，發表在愛心會會刊的文章已有2萬字存量
- ·盤點出書條件：字數、段落、格式、出版相關
- ·設定架構：從個人經歷、憂鬱症、佛法三大層面，再分出十個章節
- ·目標：2020年底前完成六萬字以上初稿
- ·2021年中出書
- ·拉高企圖，以成為暢銷書的企圖思考寫書安排
- ·成為協助憂鬱症朋友改變認知邁向康復的工具書

執行（Do）

- ·20200301開始進行
- ·剩下40週、還差4萬字：每週1000字→每日200字→每月4000字
- ·每日200字：分四次，每次兩三句養成迷你習慣而自動運轉
- ·請親友寫側面觀察：600字／位，計邀10位

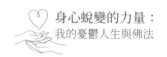
· 請女兒幫忙製作圖表

· 12月60000、11月56000、10月52000、9月48000、8
月44000、7月40000、6月36000、5月32000

檢討與修正（Check & Action）

· 年度檢討（Annual review）：2020年底前完成六萬
字以上初稿，2021年中出書，成為暢銷書（※2020
年底時字數已超過八萬字，後續的修飾及補充至
2021年二月底竟達十萬字）

· 季檢討（Quarterly review）：向10位幫忙寫側面觀
察的親友報告進度

· 週月檢討（Weekly review）：集談會報告進度、章
節更新、月曆記錄

· 日檢討（Daily review）：每日字數週曆上記錄

◎財富相關的盤點

●工作經歷的盤點

人生財富的這個區塊與工作息息相關，在此先把個人的
學經歷當作與工作方面的項目，進行整理與盤點，並條列如
下。

個人學經歷（生存條件建立階段）

· 1976年畢業於成功大學地球科學系
· 1981年取得成功大學礦冶及材料碩士
· 1981-1983年成功大學礦冶及材料博士班

個人工作經歷（生活品質提升階段）

· 1983年加入台灣水泥公司精密陶瓷小組
· 1988年成立台灣精密材料公司
· 1996年調任台灣精密材料公司生產經理
· 2001年升任信昌電子陶瓷公司研發協理
· 2003年升任產品副總經理
· 2006年轉任顧問
· 2008年因重度憂鬱而退休

退休後經歷（生命意義探索階段）

· 2009年起金融操作、技術顧問、管理顧問、各類志
　工
· 2012年加入愛心會、經濟部標準檢驗局CNS技術委
　員

加入愛心會後受訪與經歷

· 2014／5／13　大愛HD台，人到中年
· 2015／6／27　公視，爸媽囧很大1163集

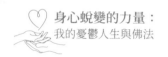

- 2014／4　愛心會會刊35期〈再生的喜悅與分享〉
- 2015／1　開始擔任台北市聯合忠孝及松德院區團體心理治療志工
- 2015／7　愛心會會刊36期〈改變是憂鬱症朋友邁向康復必修的功課〉
- 2015／11／22　愛心會特殊訓練講師
- 2016／4　愛心會會刊37期〈如何破除「執著」的迷思〉
- 2016／4／7　正聲電台，早安大家長
- 2016／10　董氏基金會，大家健康雜誌2016年10月號，當退休撞上憂鬱，懂得求助才能找到藍天
- 2016／11　「焦點解決諮商會談」兩學期課程修習
- 2016／12　育達科大演講「淺談精神官能症」
- 2017／4　愛心會會刊38期〈生命探索讀書班之學佛心得分享〉
- 2017／9　師大心輔系心理衡鑑與診斷課程修習
- 2017／11／26　台灣憂鬱症防治協會年會介紹愛心會
- 2018／4　愛心會會刊39期〈若干學佛心得之日常實踐分享〉
- 2018／7　台南市民講座：乍見曙光——身心療癒之路
- 2018／11／22　成立雙週四互助集談會

- 2018／12／14 深坑假日飯店個人經歷分享
- 2019／4　愛心會會刊40期〈乍見曙光——身心療癒之路〉
- 2019／5／2　八大電視台憂鬱症專題訪問
- 2019／6　離開愛心會（接聽熱線電話近千通，協助團體心理治療逾百場）

退休後工作的盤點

- 實戰操盤室盤後分析　2010～2012
- 泉州火炬顧問　　　　2011～2013
- 羅東行健村CEO　　　2012～2012
- 法鼓山萬芳醫院志工　2012～2014
- 獨居老人送餐志工　　2014～2015
- 生活調適愛心會志工　2012～2019
- 西安19所專案　　　　2013～2014
- 寶雞雍鑫顧問　　　　2015～2016
- 右瑞管理顧問　　　　2016～2016
- 心導管壓電陶瓷專案　2016～2018

退休後工作盤點（現況）

- 吳江暄泰建廠顧問　　2017～
- 經濟部技術審查委員　2015～

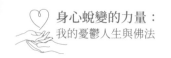
· 華科慈基會集談會召集人　2018〜
· 雙週六集談會召集人　　2019〜
· 法鼓山文山區志工　　　2020〜

2021年生活重心

· 寫書——2021年中出版書籍《蛻變的力量：我的憂
　鬱人生與佛法》
· 學佛——覺風讀書班、生命探索讀書班、聖嚴法師著
　作、電視弘法節目
· 病友協助——週四、週六集談會、個人專案、促成病
　友進入佛法善知識環境的運作系統
· 材料顧問——專案執行
· 理財——金融操作目標
· 旅遊——年（7月赴美）、月、週計畫

　　回顧自己二十五年的職涯經歷，強烈體認到每個人的個
人績效與下列三個項目是息息相關的，其中能力不是一蹴可
及，態度卻是自己可以著力掌控的，而且良好積極的正面態
度常常帶來機會的增加。

個人績效 = 個人屬性　x　工作努力　x　組織支持
　　　　　（能力）　（意願、態度）　（機會）

　　以下是管理學代表各種項目生命週期的S曲線，不管是人、公司、產品、技術、念頭、情緒的壽命都有這種型態的發展。從萌芽期、成長期（含震出期）、成熟期、衰退期，以至於到死亡結束，都會有這樣階段的循環，經歷這樣的過程。

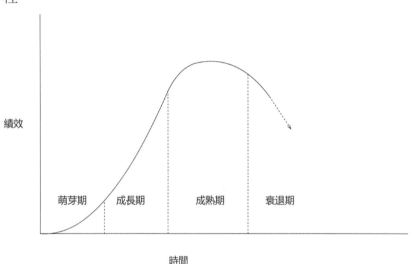

圖3：生命週期曲線

●財務狀況的盤點

　　財務盤點則是在工作生涯過程需要定期去了解追蹤的項目，下表表格是個人每三個月做一次流動資產的盤點，可以做為量入為出及進一步理財的基礎資料，也讓自己多一份定量的了解，對生活的安排規劃幫助不少。

2020Q3流動資產表						安富邦 證券戶	
	6月30日	9月30日	差異 （金額）	差異 （％）			
證券總額		-	0.0	#DIV／0!			
安／指數			0.0	#DIV／0!		安證中 信	
中信定存	-	-	0.0			安凱基 期貨戶	
銀聯			0.0	#DIV／0!		未交割 安股票 價值	
外幣			0.0	#DIV／0!			
美元保險			0.0	#DIV／0!		桂日盛 證券戶	
基金			0.0	#DIV／0!		桂股票 價值	
小計 桂			0.0	#DIV／0!		證券總 額	
合庫活存 中信定存			0.0 0.0	#DIV／0! #DIV／0!			
富邦活存			0.0	#DIV／0!	W上証正二		
富邦定存 外幣定存 ／現金			0.0 0.0	#DIV／0! #DIV／0!	黃金 台積電		
新光活存			0.0	#DIV／0!			
中信活存 基金			0.0 0.0	#DIV／0! #DIV／0!			
小計			0.0	#DIV／0!			
樺 旅美美元			0.0 0.0	#DIV／0! #DIV／0!	L台灣50反 一		
小計			0.0	#DIV／0!			
總計			0.0	#DIV／0!			

配置組合分析						幣別利息	定存
股票	30.00	30.00%	定存到期	日期	金額		
基金	15.00	15.00%	中信定存到期	20210701 L			
台幣定存	5.00	5.00%		20211022L			
外幣定存	15.00	15.00%		20211111L			
台幣現金	5.00	5.00%	美元定存到期	20210408L			-
外幣現金	2.00	2.00%					-
證券現金	3.00	3.00%		20210123L			
美元保險	25.00	25.00%					
合計	100.00	100.00%	人民幣定存到期	20210602R			
股票	30.00	30.00%		20210525R			-
台幣	10.00	10.00%					
美元明細	30.00	30.00%	30.3				
人民幣明細	30.00	30.00%	4.529				
其他	0	0.00%					定存合計
合計	100.00	100.00%					-
					2020獲利		
					凱基		
					富邦		
					日盛		
					現金		
					信用卡		
					總花費		

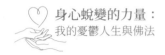

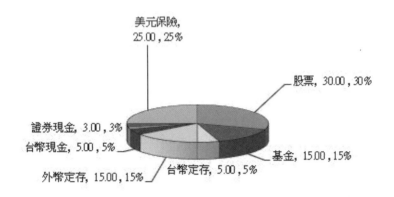

外幣現金, 2.00, 2%

美元保險,
25.00, 25%

股票, 30.00, 30%

證券現金, 3.00, 3%
台幣現金, 5.00, 5%

基金, 15.00, 15%

外幣定存, 15.00, 15%
台幣定存, 5.00, 5%

◎人際關係相關的盤點

●家庭人際的盤點

　　家人、親戚、朋友是組成每一個人人際關係的重要元素，所以下圖將以自己為中心以來盤點人際關係並給予適當的定位，對自己人際關係的拿捏與運作，會有很大的幫助。以我個人為例，把自己畫在盤點圖的中央，外圍把越接近的人互動頻率越高的人畫越接近，而且給出一個明確的定位及互動的角色。例如，目前日常跟我最密切的人是老婆，我對他的定位是老公，互動的角色是陪伴者；在愛心會當志工隊長，我對志工們的主要角色是管理者，也是關懷者，清楚定位與角色，在往下思考如何去扮演勝任。

我的角色:(盤點自我)

兒子(關心者)
老爸(關心者)
老公(陪伴者)

姨丈(課業指導)　　電話志工(助人者)
　　(生活指導)　　　　　　團療志工(助人者)
鄰居(社交互助關懷)

志工隊長(管理者)(關懷者)　理事(經營者)
顧問(協助者)　朋友(社交互動)
技術委員(專業剩餘價值)

1. 越重要越頻繁越靠近中心的我
2. 釐清角色的功能
3. 盤點 -> 改善或強化
4. 經常or偶而review

圖4：自我的角色盤點

●公司人際的盤點

除了生活中的親朋好友外，公司階層中運作的人際關係
也是扮演著重要的角色，將公司內部組織區分人員階級、工
作屬性、工作時序、知識層次重點整理如下。

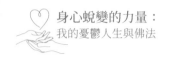

人員階級：作業員→組長→課長→經理→總經理→董事長

工作屬性：操作→流程→技術→產品→品牌→文化

工作時序：時→日→週→月→季→年

知識層次：數據→報告→資訊→知識→智慧

公司裡各個職位各司其職，擁有不同的職能，產生不同的功用，影響不同的層面，能夠徹底了解自己在公司的定位、職責、未來的發展，對自己目前的表現及未來規畫，都是非常重要的依據。

◎身心健康相關的盤點

●八識熊掌圖（唯識學之身心境的運作）

人的身心境運作極其複雜，利用佛學唯識學中的八識可以做詳細有系統的說明，尤其引用寬謙法師的「八識熊掌圖」圖像闡述，可以達到清楚、具體、深入的效果。身心境的運作可以如圖5的八個意識來說明，生理方面以五根（神經系統：眼、耳、鼻、舌、身），對應物理外界的五境（外境：色、聲、香、味、觸）所產生的視覺、聽覺、嗅覺、味覺、觸覺感官神經系統的「前五識」為基礎。簡單而言，即是生理的「依根」對上外界物理的「緣境」而形成感官神經系統的「生識」。在心理方面，這些感官神經的訊號則傳送

至有如中樞神經的「第六意識」來主宰每天生活上大小事的感受與分別，再更深一層的，有如自律神經般的「第七意識」執著地負責控制呼吸、心跳、循環系統乃至於更深沉的經驗、記憶來維持，以生命的基本慣性運作。至於「第八意識」就像生命的黑盒子一樣，無時無刻自動記錄每天的一言一行、一念一思，而所有累積的善惡結果將提供生生世世的習氣與種子，以及未來的正報（身心）與依報（境）。

　　「前六識」是生活的憑藉，是果報呈現後這一輩子的樣態，「七、八意識」則是生生世世生命的核心，是果報形成的因緣所在；佛學上有這般的俗諺作為說明：八個兄弟一個胎（八識），一個伶俐（第七識），一個呆（第八識），五個門前做買賣（前五識），一個在家把帳開（第六識）。當這輩子結束時，「前六識」自動脫開造成這一輩子身心的完全毀壞，此刻再由「第七意識」自動地執著地帶著「第八意識」去尋找下輩子的開始，再長出未來的「前六識」（十二因緣的六入）並展開另一段生命的歷程，形成生生世世循環不已的生命之流，所謂的「萬般帶不去，只有業隨身」。

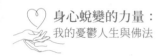

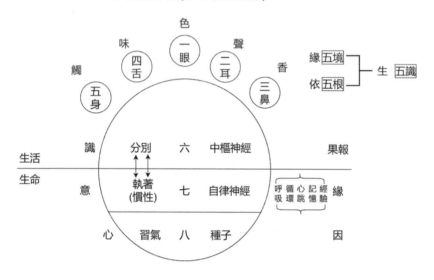

圖5：八識熊掌圖

●心情溫度計的引用

　　受到第六意識分別影響的情緒將如影隨形地每天陪伴著我們，無時不刻的影響著我們的身心，可以利用以下由台大李明濱教授創立簡單實用的心情溫度計（圖6）作為定期評量自己情緒狀況的參考，並根據所得結果採取相對因應措施，這對長期個人健康的維持將會有相當的幫助。本表有手機版可以供讀者下載，更有利於個人隨時隨地的使用及記錄。

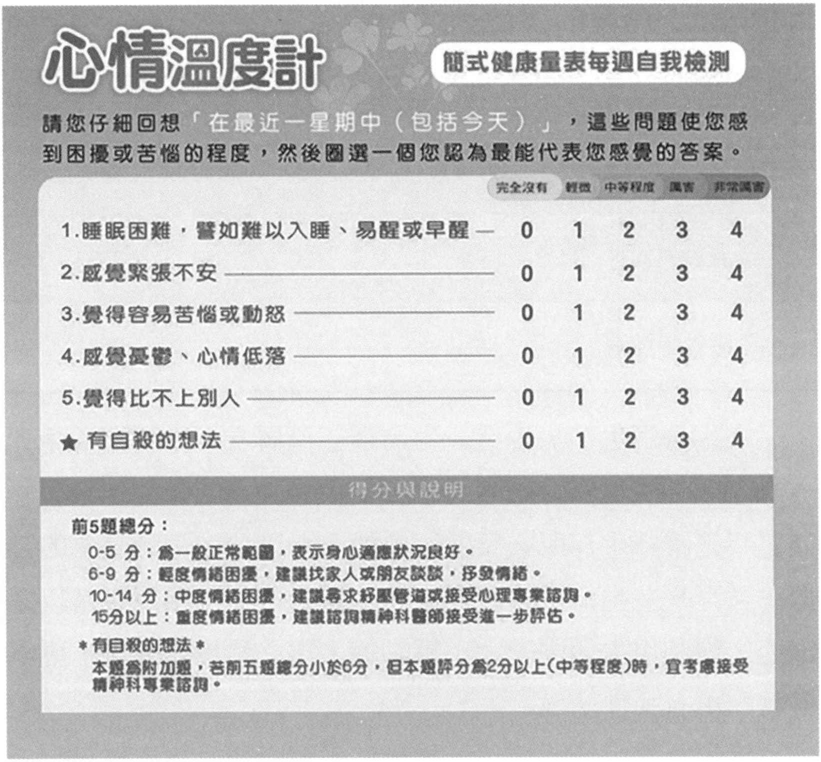

心情溫度計 — 簡式健康量表每週自我檢測

請您仔細回想「在最近一星期中（包括今天）」，這些問題使您感到困擾或苦惱的程度，然後圈選一個您認為最能代表您感覺的答案。

	完全沒有	輕微	中等程度	厲害	非常厲害
1.睡眠困難，譬如難以入睡、易醒或早醒	0	1	2	3	4
2.感覺緊張不安	0	1	2	3	4
3.覺得容易苦惱或動怒	0	1	2	3	4
4.感覺憂鬱、心情低落	0	1	2	3	4
5.覺得比不上別人	0	1	2	3	4
★ 有自殺的想法	0	1	2	3	4

得分與說明

前5題總分：
- 0-5 分：為一般正常範圍，表示身心適應狀況良好。
- 6-9 分：輕度情緒困擾，建議找家人或朋友談談，抒發情緒。
- 10-14 分：中度情緒困擾，建議尋求紓壓管道或接受心理專業諮詢。
- 15分以上：重度情緒困擾，建議諮詢精神科醫師接受進一步評估。

＊有自殺的想法＊
本題為附加題，若前五題總分小於6分，但本題評分為2分以上（中等程度）時，宜考慮接受精神科專業諮詢。

圖6：心情溫度計

◎個人生活習慣相關的盤點

我已經退休十幾年了，回顧過去的人生階段依照時間序，自己的經歷大致可分為下列三大階段，每個階段各有其重心，茲提供讀者進行人生時序及三大區塊思考盤點的參考。

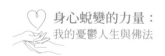
人生的三大階段

	＜30歲	30～55歲	＞55歲
生存條件的建立	80%	5%	0%
生活品質的提升	15%	80%	20%
生命意義的探索	5%	15%	80%

　　人生分為生存、生活、生命這三個層次，常言道：生死一息之間，生活一念之差，生存一技之長。規律的作息及一技之長是維持生存所必須的，**心態念頭**則決定生活品質的高低，甚至是在生命過程渡過重大難關的依靠。所以平常以事練心，得利用生活中的大小事訓練，讓心量更為寬闊，更為柔軟，更有彈性。

　　了解自己生活的節奏，也是個重要資訊，知道自己每天如何過日子，每天建立出規律的生活作息，甚至於利用生產管理的工作分析手法，記錄自己一些固定動作的時間，更定量化了解這些習慣所花費的時間，成為自己資料庫的基本數據，對時間管理與工作改善都有幫助，也有助於自己的情緒的掌握與穩定，而且需要調整時就有個依據，對狀況發生時的因應，更有所憑藉。你是怎樣的人，就會做出怎樣的事，生命的品質取決於習慣的品質，徹底把自己的各種習慣加以

盤點，分出好習慣與壞習慣，利用迷你習慣的概念進行修正調整，對往後人生應該很有幫助，茲將個人的生活功課表條列分享如下。

●生活功課表

6：00～7：00　　聽廣播News98愛報報

7：00～8：00　　聽廣播財經起床號、早餐、閱讀

8：00～10：00　電視聽經聞法寬謙、淨空、白雲法師

9：00～14：00　看盤及採買活動、午餐、聽廣播

14：00～16：00　電影電視觀看、寫書時間

16：00～18：00　爬山或運動時間+聽廣播+拍照上臉書

18：00～21：00　圖書館、晚餐、股票功課、寫書

22：00～23：00　Youtube、電視時間

23：00～23：30　閱讀時間

●日、週、月活動

· 每日的功課：寫書、種花、養魚、上圖書館（看報紙看書借DVD）、爬山、聽財經廣播、看財經電視節目、聽教育廣播電台、看體育轉播、上臉書（充當寫日記）、Google、玩Line、運用APP

· 每週的功課：騎自行車、投籃、揮桿、聽演講、上課、集談會、找朋友聊天、電話團療志工、學唱歌、

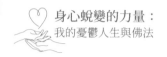

　　郊遊、顧問週會

　　·每月的功課：旅遊、龍山寺拜拜、回台南看父親、吃
　　　小吃、出差、流動資產報表

　　·每年的功課：美國看女兒兼旅遊、年度計劃檢討

　　整體回顧起來，我個人覺得其中三種習慣最重要：閱讀、運動、紀錄習慣，前兩者照顧了身心健康、後者提供了認知行為的整理與檢討基礎，讓改善與自我成長有持續運行的機會。反過來說，當你建立了習慣，安頓了生活中的基本事務，你的精神心力就有餘裕去尋找新的挑戰，或解決下一個問題，此刻把固定的習慣處理好，就可以在未來做更多規畫的事情。

●精神官能症的人格特質

　　能夠了解自己的人格特質（請參照網路上的MBTI人格類型量表），在身心健康的促進上，人際關係的互動上，將可以扮演著極重要的角色。若能更進一步了解精神官能症人格特質，則可以提供自己借鏡參考改善，以達到事先預防的效果。以下將這些特質之極端傾向進行介紹。

　　精神官能症者的人格特質，有下列的若干極端傾向：

　　◆追根究底，喜愛分析。

　　◆反應過度，敏感易受刺激。

◆很介意別人，怕受批評（渴求別人的賞識與注意）。

◆自卑感強，自我評價低。

◆完美主義，需要把握一切才可放心。

◆強迫性觀念，反覆想個不停。

◆內心缺少安全感，急性子。

◆好高騖遠，急功心切，競爭力強。

◆對壞消息特別敏感。

◆慮病性格。

◆自責性強。

◆依賴性強。

◆喜歡推拖躲避。

　　雖然這些是來自第七意識的人格特質，其影響強度不大但頻率卻極高，無時無刻都在作用，強度小不易發現卻很容易慢慢累積成現問題。盤點自己的各項特質後，也必須試著去了解這些特質在社會大眾的群組分布中（如下圖7的常態分布圖）的位置，是屬於與大部分人相近的分布裡呢？還是偏到極端的左、右方向？這樣的了解將有助與他人互動時的參考，以及自己是否需要進行適當調整的依據。相反的，能夠掌握自己的特質，特別是了解自己與別人不同的地方，也就是在常態分布比較偏兩端的特性進行強化發揮，那麼將可以活出自己的特色，走出是自己的路，尤其在自己可以完

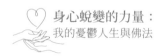

全掌控的範圍，活出自己的模式，才不枉此生，當然需要與別人或環境互動時，則是另一個需要學習的課題。「花若盛開，蝴蝶自來；人若精彩，天自安排」，此生勇敢地活出自己的最大意義，不也是這輩子甘願地離開地這個世間的最好交代嗎？

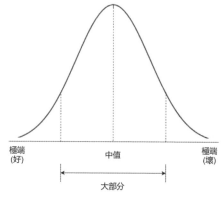

圖7：常態分布圖

　　回顧個人從小就具有膽小、依賴性強、喜歡推拖躲避、自卑感強、慮病、自責、反應過度、敏感易受刺激等等的特質，中小學過程中，也因為體型特別瘦小，經常遭受同學的特別對待或調侃，在人多的地方會比較不自在，回想起來與後來得到憂鬱症或有若干的關聯。但是相對地不喜歡一窩蜂、難融入群體的特質，卻讓我對佛法中的出世法特別容易接受，所以說，凡事都有一體的兩面，端看自己如何解讀與運用了。

重點提示：

1. 生病是危機，也是轉機，讓我們停下匆忙的腳步，重新認識自己，接納自己。

2. 全方位盤點自己是重新認識自己的開始，並藉以建立自己的資料庫。

3. 盤點現況、設定目標、形成策略，不斷運作PDCA法輪系統，將規劃的工作事項細分到每天的功課表裡，形成迷你習慣自動運轉，是達成各種目標的標準流程與工具。

4. 盡分隨緣的真締：對於發生的事情，隨緣在前、盡分在後，對於未發生則盡分在前、隨緣在後。

5. 了解自己的特質，掌握自己的特色，找出屬於自己的方向，勇敢活出真正的自己；此生勇敢地活出自己的最大意義，不也是甘願地離開這個世間的最好交代嗎？

6. 善用簡單實用的心情溫度計，隨時監測自己的情緒，參考表中的建議，適時進行適當的應對。

7. 生死一息之間，生活一念之差，生存一技之長，規律的作息及一技之長是維持生存所必須的，心態念頭則決定生活品質的高低。

8. 健康靠自己，生病找專業，生死交給老天。

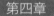

第四章

生活調適愛心會志工歷程及各類志工的角色與功能

◎生活調適愛心會介紹

◎參加生活調適愛心會的感想

◎電話志工、團體心理治療志工、集談會志工的角色及功能

◎電話與團體心理治療志工的歷練與心得

◎北市聯合醫院忠孝分院李醫師的團療格言

◎森田理論的介紹與心得

◎雙週四（六）自助助人集談會介紹

　　在度過2009年每天躺在床上生不如死的日子後，藉由空間環境改變的啟動，引發心態180度的改變，再擴及生活方式全然的改變，儼然磨合出一套適合自己的退休生活模式，身心於是穩定下來。行有餘力便開始尋找可以讓自己消磨時間的勞力工作，當初狀況不好時曾經斷斷續續在法鼓山做了些提水、擦窗等簡單工作，幫忙自己殺時間的法鼓山義工團體就成為第一個選擇，於是不管是勞動清潔、維持交通、活動器具裝卸、香積洗菜等，只要有需求、有時間必然參與。後來甚至成為法鼓山慈善基金會在萬芳醫院的週間重症病患關懷活動的招集師兄，每週固定到該院十二樓的護理之家，唸一個小時的「南無觀世音菩薩」聖號幫病患祈福與

尋求慰藉。接著因地緣關係又開啟了台北市政府委託萬芳醫院幫獨居老人送餐的因緣。

那幾年的病老接觸，讓我對人的生、老、病、死階段的感受有了更深刻的體認。後來總覺得自己重度憂鬱的歷程是一段很獨特難得的經驗，由於在生病過程，我時常接受別人的幫助，因而在自己康復之後，便開始思考是不是有機會能將自己的經驗與他人分享，以幫助正在受憂鬱症困擾的朋友，於是輾轉地加入了生活調適愛心會。

◎生活調適愛心會介紹

全名為「社團法人中華民國生活調適愛心會」是臺灣第一個，亦是唯一全國性的精神官能症關懷團體，民國82年6月在台北市立療養院（現北市聯合醫院松德分院）成立「恐慌症知友會」，民國85年3月正式在內政部立案成為一個全國性的社會服務團體，89年6月轉型為精神官能症支持性的關懷團體，以期引進更多社會資源，為病友提供作更廣泛的協助，會員人數曾經高達300多位，以下將該會做一個概括性的介紹。

該會的理念：**生活調適和生命成長是每一個人之終生學習功課，治標／治本，治療／預防並重。**

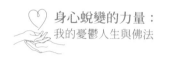

服務對象：焦慮症、恐慌症、憂鬱症、強迫症、身心症、重大創傷後症候群……等精神官能症朋友，以及勇於面對自己情緒和壓力問題，願意改變和成長的朋友。

服務據點：台北總會（02）2759-3178 志工人數約70位
辦公室於聯合醫院松德院區1樓服務台旁
地址：台北市信義區松德路309號
敦南教室：地址台北市敦化南路57號11F之五
台中分會（04）2333-9622 志工人數約10位
台中市中山醫學大學附屬醫院
高雄分會（07）713-3825 志工人數約10位
與高雄市立凱旋醫院合辦團療
地址：高雄市苓雅區凱旋二路130號

主要會務：
· 設立電話熱線
· 推廣及協助團體心理治療
· 出版會刊會訊
· 相關書籍出版及代售
· 舉辦專題講座
· 行為治療旅遊
· 舉辦會員聯誼大會
· 志工培訓講習

- 經營FB專頁
- 成立推廣志工病友集談會
- 推動爬山及氣功活動
- 設立專屬網站及互動關懷區
- 推廣森田理論學習
- 開辦生命探索讀書班
- 促進社團交流
- 轉介醫療服務
- 個案輔導支援
- 參與日本生活發現會活動
- 至學校團體傳播分享經驗
- 接受電視廣播報章雜誌專訪

　　下圖是為了讓志工們更能了解愛心會運作，所整理完成的核心運作流程：

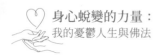
愛心會志工核心運作流程

官網　臉書　志工口語相傳

電話熱線
(02)2759-3178

週一~五　09:00~12:00
　　　　　13:00~16:00
週六　　　09:00~12:00

聊天殺時間　尋求協助　抒發情緒

提供經驗建議　愛心會定期活動　轉介醫師　轉介志工

志工自發性關懷　參加團療

個案輔導追蹤

圖8：愛心會志工核心運作流程

◎參加生活調適愛心會的感想

我個人是在2012年加入愛心會，歷經台北市政府的志工基礎訓練、愛心會舉辦的特殊訓練、資深志工帶領的電話與團療實習，而成為正式的志工，並開始執行愛心會電話熱線的輪值，進而協助台北市聯合醫院忠孝及松德分院醫師們

之病友團體心理治療的進行，並開始進入愛心會的核心，擔任電話組長、志工隊長，安排志工輪值及管理訓練的工作，也擔任理事承擔經營管理甚至募款的工作，以下是我多年來參與的若干心得與感想。

1. 提供自己生活體驗的另一個境界：持續改善、持續進步一直是自己人生觀的核心，經歷這段十年憂鬱症的低潮期，能夠康復過來，也希望讓自己生命賦予不同意義，試著利用自己空餘時間幫助別人，把自己的經歷及心得，分享給正在遭遇同樣困擾的病友，而愛心會正好可以提供個人人生進入了不同境界的絕佳機會。

2. 看到成員互相鼓勵，互相成長的景象：參與愛心會多年時間，一直強烈感受到這個大家庭的能量，它透過聚會、讀書會、教育訓練、旅遊等等活動，提供成員之間互相支持、互相勉勵、互相成長的機會，這對成員們是一股強大穩定的力量。

3. 團體心理治療的力量大：自己的治療一直是以醫師看診、藥物調整、個人認知及行為改變的歷程來進行，也一直以為這類型的病患都是這樣的模式渡過。進入愛心會接觸到北市聯合醫院松德院區、忠孝院區及馬偕醫院有團體心理治療的輔佐，才發現這是能夠大大縮短病患治療時程很有效的治療方式。我一方面覺得

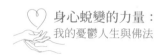

自己若能及早知道這種治療方法，一定可以更快的脫離困境；另一方面對大部分的醫院均未提供此一治療服務，深感惋惜與不解。

4. 參加生命探索讀書班的啟示：這是愛心會在每個月的第一、三週，由湯老師主講方老師輔佐的讀書班，至今已經持續8年多，主題是如何將運用佛法落實於日常生活中，這切實讓我對生命有了新的認識。一個人從年輕時生存條件（身）的建立，進而到生活品質（心）的改善，最後之於生命意義（靈）的追求，真是與時俱進，日新又新。我個人也藉此漸漸醞釀出以2F（Free：自在；Fun：快樂）原則來過生活，持續不斷修練自我，以智慧了解事情本質，進而能夠離苦得樂；更以愛及分享來處理與親友及外人的關係，這是上了湯老師的課以及個人經歷回饋所帶給我最大的禮物。

常言道：「天下無難事只怕有心人」，只要你有心、用心、耐心地持續努力，加上有許多社會資源可供運用配合，一定可以逐漸邁向康復之路，甚至蛻變出全然不同的自我，讓我們大家一起加油！

◎電話志工、團體心理治療（團療）志工、集談會志工的角色及功能

因緣際會地我從2012年加入愛心會到2019年離開，前後參與了八個年頭，過程中擔任電話志工接了近千通的熱線電話，擔任團療志工協助醫師帶領了數百場團體心理治療，近年來為了曾經向我求助的朋友招集了兩個每兩週一次兼具線下線上形式的集談會也已經進行三年多，目前還在持續運作中。在愛心會的最後幾年還擔任了志工隊長，從事志工的管理及教育訓練的工作。各類志工在愛心會都扮演極重要角色，擔任志工看似在幫助別人，事實上卻在幫助自己達成兩件人生最快樂的事情，一是助人（行慈悲）帶來的快樂，二是學而時習之（修智慧）不亦悅乎。這段參與愛心會的過程，真是把自己的快樂推到滿檔。以下將說明幾類志工的角色與功能。

擔任愛心會志工的基本條件——這些條件應該是各類志工都必備的，但病症的基本認識與助人的智能技巧卻是愛心會志工最關鍵的要求，所以志工的教育訓練及長時間的實習就扮演著重要的角色。

· 健康成熟的人格
· 關懷別人的熱情

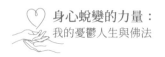

身心蛻變的力量：

我的憂鬱人生與佛法

・自我覺省的能力

・正向穩定的情緒

・病症的基本認識

・助人的智能技巧

　　生活調適愛心會志工守則——兩個最重要的守則是不干涉病友的治療或指導服藥方式，因爲這是醫師的專業，而且藥物的適用性是因人而異，絕非志工自己單獨的經驗可以處理的。再著，不在團體中涉入政治、宗教或商業行爲，更是不可妥協的鐵律與原則。

・尊重正式醫療體系，不干涉病友的治療或指導服藥方式

・嚴守客觀助人立場，不介入病友的私人問題或提供建議

・謹守求助病友隱私，不在公共場所討論或對外傳播

・樂意接受工作調配，因故無法配合，須事先請假或調班

・服膺團隊組織管理，隨時與會務負責人或志工夥伴保持聯繫

・釐清志工單純角色，不在團體中涉入政治、宗教或商業行爲

・維護志工團隊名譽，不以志工身份假公濟私，破壞團

90

體形象

愛心會電話志工之任務目標
· 使來電者願意繼續交談
· 使其願意留下姓名、聯絡方式
· 使其願意再來電話
· 使其願意接受醫療或社會資源轉介
· 使其願意進一步與愛心會接觸
· 適時提供本會會刊、專書、DM、CD……等
· 每通電話都能做正確紀錄

愛心會電話志工的會談技巧
△傾聽同理

讓對方暢所欲言，對新病友盡量不打岔，簡述對方的語意並說出對方的感受。例如：妳說丈夫認爲妳是無病呻吟，妳是不是感到很委屈？

△搜集對方的資料

很快整理出對方的生活背景、疾病症狀、就醫過程，技巧的發問，才能用適合對方的語言交談。例如：聽你的聲音還很年輕，請問結婚了嗎？

△分析評估

運用經驗判斷對方的問題之緊急性或嚴重性，才能做適

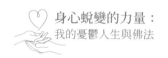
當的醫療轉介。例如：對方是否有自殺意念？家屬是否了解或支持？

△提供實用的協助

適度分享自己的心路歷程和有效的自救方式。

例如：森田理論、認知行為、園藝治療、放鬆呼吸法、運動……等。

△表達真誠的關心

透過語言或表情，使對方產生信賴感。

例如：告訴對方，我們願意陪伴病友走過一段路，一步一步地好起來。

△留下聯絡方式

誠懇的表達希望保持聯繫，讓對方留下姓名、電話和住址。表明資料保密。

△擬訂行動策略

若是特殊案例，先擬訂可行的救援計畫，成立團隊相互支援，在能力範圍內付諸實際的助人行動。

愛心會團療志工之任務目標

‧能適時回應醫師或病友的意見徵詢

‧和團療醫護人員建立良好合作關係

‧療後使病友願意與志工保持互動

‧能建立團療成員的資料檔適時追蹤

· 能為團療成員和愛心會搭起橋樑

· 發掘有潛力的志工人才

志工隊長的工作重點

個人擔任志工隊長期間，嘗試引進公司企業管理制度，使愛心會的運作能更行順暢。

· 重複做的事情——導入表單、流程、規則、辦法的運作系統

· 協助管理上軌道——電話志工排班、志工手冊登記、榮譽卡申請、回歸及修訂志工管理辦法、財產及物料帳簿建立及管理

· 表格運用——電話志工運作檢討表、志工人力普查表、意見調查表等統計分析

· 工具運用——聯絡多line群組／少電話，開會多投影機／少紙張，以節省成本及花費

◎電話與團體心理治療志工的歷練與心得

當志工幾年來的歷練與心得，從傾聽到出擊，從不安到確認，進而能有效同理幫助病友，我慢慢建立起一套非醫藥的支持系統，提供病友及家屬陪伴者的協助與支持。經過近千通電話的互動與歷練，透過一片片便條紙的記錄，堆積出

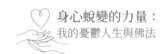
一套個人豐富的資料庫。除了提供病友建議，更讓自己不斷
對自己耳提面命，養成正向思考思維，力行各種促成身心健
康的好習慣，甚至進一步提升境界得以了解更深入的人生意
義。上百場的團療協助帶領，更體認到這種團體確實可以發
揮幫助病友邁向康復的功用。當然上述的行慈悲（助人），
修智慧（學習）學習擔任各種志工歷程所帶來的人生至樂，
真是意想不到的附加效應；其中一項最重要的收穫就是確認
並了解到培養出利他思想與習慣，是精神官能症者邁向康復
成功期所絕對必要的，茲將整理出如下幾項具體可供參考的
心得。

可以幫助病友縮短療程的良方

電話與團療志工分享簡單的精神官能症知識，適當的轉
介志工、醫師，以及分享個人經驗，不僅可以降低病友的焦
慮、憂鬱情緒，也可以正確了解精神官能症，並尋求正式醫
療系統的協助，這是讓病友邁向康復不可或缺的起點。

除了藥物治標外，團療提供長期治本的場所

藥物的治療先讓病友各種身心不舒服症狀得到緩解，接
著才有可能在心緒穩定後接受進一步的認知調整，而團療則
是提供長期進行認知改變的最佳場所。

團療是個自助、助人的雙向園地

通常進行個人的心理諮商，病友只是扮演求助者的角色，互動較偏向單方向，參加團療除了藉由其他人的經驗得到啟示，更可以整理自己的經驗幫助到別人，開始注入了助人的利他種子，為未來康復之路奠定順利的始點。

啟動改變的動機，團療魔法營產生威力

這是北市聯合醫院忠孝分院李醫師在進行團療時一再強調的觀念：**啟動改變的動機**。此一動機是在為培養出精神官能症者邁向康復成功期必須的人格特質以及改變人生觀打下基礎，長時間下來，就像參加魔法營似的，形成不可思議的變化。

每週的檢討分享，有持續互助的力量

這是我在職場持續執行的一個習慣，利用每週固定時間的週會，進行工作的計畫與執行檢討，甚至可以達到政令宣導與溝通、教育訓練、凝聚共識的目的。團療利用定期的聚會，所有成員（包括醫療人員、志工、病友）分享彼此的關懷，排除近期的情緒，解答問題的疑惑，格言的應用及生活化，成為改變認知行為的一股持續互助的力量。

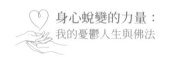

感嘆願意提供團療的醫院太少

　　大部分的醫院因為團療的成本考量或者效果無法快速呈現，並沒有提供這類團體服務，僅一昧地依靠藥物治療，因而只能看到治標的效果，而無法延續成治本的功效。

◎北市聯合醫院忠孝分院李醫師的團療格言

　　李醫師在團療進行中，除了啟動改變的動機外，希望成員們能在其中選擇與自己較相應的部分當作座右銘，讓病友在碰到困境、問題、不舒服時勉勵自己，提醒自己去面對及應用。大部分的格言都是在進行認知調整與改變之提醒，尤其強調在了解以後，不只是留在空想的階段，要能馬上化為行動，動手去做就對了！（如同Nike的Just Do It.）當做的部分持續增加，想的部分相對就會減少，踏實感就會慢慢浮現，這有助於症狀的逐漸疏解與改善，而邁向康復的道路。圖9的這些格言都是團療的一些前輩以及李醫師所提供累積而成，更是病友們在人生觀及日常生活有所改善後，在團療中以它們來表達出來的感言，再由愛心會製作成海報掛簾，並且會在每次團療時固定掛在場所的前方以供成員參考引用。

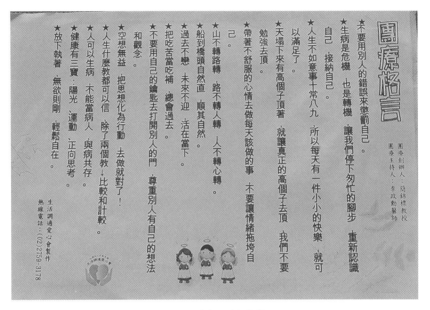

圖9：團體心理治療格言

◎森田理論的介紹

　　森田理論是愛心會協助病友持續推廣應用的重要方法之一，也是北市聯合醫院松德院區李文瑄醫師在團療中進行認知行爲治療的重要依據，以下內容摘自該會出版的《森田理論學習要點》第三版第七、八章的內容，是針對森田理論進行概要性介紹。

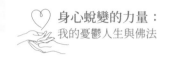
解讀「森田理論」與「森田療法」

森田療法乃日本慈惠大學的森田正馬教授（1874-
1938）於1920年左右所創立，是一種源於東方儒、釋、道
思想文化的系統性心理治療。由於此一療法在台灣仍未被廣
泛推廣，而接觸它的人又常會對其又有許多迷惑與誤解，因
而嘗試對其做簡要的註解。

森田療法的人性觀

所謂「人性觀」，森田療法重視的是全體像（全體概
念）。亦即有「幼弱性基調」之神經衰弱現象的精神官能症
患者，要利用修正他的錯誤思考方法，實踐正確的生活態
度，來克服精神官能症的症狀，這樣一連串的過程，將會發
揮精神官能症的優點，讓其過著有活力，屬於真正自己的生
活，這就是森田療法的要點。

森田療法的魅力，在於它不僅是一種醫學上治療「精神
官能症」的方法；而且也包含對人性觀、人生觀、自然觀等
的哲學思想；它也具有廣泛的包容性；是一種不拘細節的思
想模式。本單元為了要讓病友能將森田療法當作是今後生活
的指針，因而特別強調學習其深富哲理的主要概念。

1.順著潮流而生活

我們所以會痛苦，是因為想盡辦法，希望得到平靜安詳

的心情和安定的環境所導致。然而現實是不安定的，時時刻刻在變化流動著（心隨萬境轉、轉處實能幽），只要好好觀察周遭，就知道自己、環境、以及心情，均不會停留在一個瞬間，一切都似如流水不停的在流動變化中。順著這些因素的改變去生活，就是我們的實際生活。

2.服從自然、順從境遇

這表示不執著於症狀，不受症狀來影響生活的態度。可以把它解讀如下之情形：

自然＝自自然然的情緒

境遇＝周遭的狀況

對於不安、恐慌等不舒服的心情不予抵抗，唯有照著感覺的狀況予於放任，不必加以理會。同時不要把心情放在固定的事物上，而要留意周遭的人事物，當場臨機應變，設法活用當下的情緒。（不即不離）

在生活中有太多的事物是我們無法控制掌握的，我們絕對無法按照自己的想法去改變大自然的全部，甚至連改變自己的整個心情和情緒都很困難。因此，要使周圍的環境，包括人、事、物都變成如自己想像的樣子，是不可能的事情。能改變的就改變它，無法改變的只好去包容、接納它。

3.事實唯真

只有具體存在的真實現象才能稱為「事實」，言語或思想是人想要表現他想要的做法，屬於「觀念」，可以說是

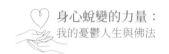
要表現事實的一個手段而已。不看事實，只想排除恐懼或不安時，就會產生種種迷惑，把事實按照自己喜歡的說法去解釋，希望藉此求得心安時，容易陷入混亂和迷失。（事實唯眞）

不依據觀念或想法，乃是按照事實去面對時，就能看清楚事物的眞相，也才能仔細觀察，而覺察到過去所忽略的許多重要事物，因此必須經常以「實際的態度」去面對事物。

4.執著、困住、套牢的心，會察覺的心

「感覺」就是人帶有潛力的綜合性能力。用理智無法得知的部分，也能夠瞬時予以判斷，這就是五種感覺（視覺、嗅覺、聽覺、味覺、觸覺）的功用，對於這些感覺不予以壓抑，而在日常生活上予以活用，就能夠養成「直覺」的能力。（從感覺出發）

「執著」是把某些想法或言語，變成一種主觀的思想，這些將會拘束自己的言行。若能從「應該要這樣做才行」的想法解脫出來時，就可以獲得更舒暢、更自由的自己。（執著、困住）

嘗試想把「症狀」去除，反而會加劇強迫的觀念。爲了要斷絕「精神官能症的根源」，其捷徑就是不要焦躁，不放棄培育自然的感性，同時從「思考的迷路」脫身出來，進而能夠從「直覺」開始行動，這就是森田療法的目標。（提高感覺）

5.自覺和察覺

我們過於優先使用思考，執著於教條性的想法，以至於無法仔細觀察身邊周圍的事物。若停止追求小道理，認真確實處理日常的事物時，就會「察覺」到周圍事物和自己本身的真實面，這在森田療法中稱為「自覺」。

然而一旦執著於這個「自覺」時，又會再度陷入「應該是這樣才對」的框框裡而困擾自己。此時，若察覺自己受到上述的困擾時，不必擔心，坦然接受它，讓它自然流露出來。總有一天在重要的時刻，正向的「自覺」必然又會在心中甦醒過來，並帶給我們生活的力量。

森田理論《治癒》的定義

1.在森田療法中，對「治癒」的定義持有狹義與廣義的兩種觀念：

狹義的「治癒」觀念就是，「從症狀中康復、解脫」。廣義的「治癒」觀念就是，具有「精神官能症的人之成長」。

森田療法對「治癒」之說，比較著重於廣義的觀念，這一點也是在常被拿來做比較的所謂「認知行動療法」中，所欠缺的特點。

2.狹義的「治癒」=「從症狀中康復、解脫」

並不是症狀完全消失，而是不再被症狀「困住、套

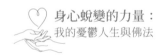
牢」，也不再存有預期症狀會再度發生的焦慮心理。 例如；
「面紅耳赤」之現象並非不再發生，乃是不再被面紅耳赤所
困擾，也不再擔心它會突然顯現。

期望大家達成對於「人性之錯誤認知」之修正，與對於
「人性的真實性（人情、平等觀）」之真正理解。 例如：
「人性之錯誤認知」＝「只有我自己會在別人面前感覺緊
張」（「差別觀」）「人性的真實性」＝「每一個人都會恐
懼死亡，每一個人都會害怕生病」。（「平等觀」）

希望能夠接受並容忍自己的症狀。（「順其自然」）

希望能夠重視客觀的事實（目的、行動、事實），勝過
於重視主觀的現象（煩惱 痛苦）。（「目的本位」、「行
動本位」）

一方面生活態度變得積極，求新求發展，另一方面要充
分發揮「生存的欲望」。

3.廣義的「治癒」＝「精神官能症患者的成長」

對於「自我」的強化，以及擴大「我」的定義。（「性
格的陶冶」）。 為了別人的痛苦，願意盡全力去協助幫忙
他人（「犧牲心的發揮」）。 森田名言：「隨著自己得到
醫治，在同病相憐之情況下，心中燃起一股盼望，希望其他
患者也能得到醫治。」

4.「治癒」的過程

「治癒」的過程通常並非一直線的順利好轉，乃是不斷

前進又倒退，症狀時好時壞地重複出現，但是整體來看仍是向前邁進的治療。換句話說，它並非是「復發」，乃是症狀在「搖擺倒退」，尚未穩定，當「搖擺倒退」造成症狀出現時，除了回歸遵守森田理論原則外，最重要的是千萬不要打亂日常生活及行動的節奏。「治癒」的過程包括：自己「從症狀的康復、解脫」和「精神官能症患者之成長」兩個過程。

所謂「治癒」的過程，將「我」這個字的定義擴大，也是其中的一個過程。也就是指這個過程，是從只關心自己本身的興趣與活力，逐漸擴展到「他人的世界中有你的存在」，你會願意去關心、幫助他人，亦即為「推己及人」。在「治癒」的過程中，應當發揮「犧牲心」，這和願意「對別人伸出援助的手」，有很大的關係。

5.對別人伸出援助的手的意義

「從症狀的康復、解脫」和「對別人伸出援助的手」之行為，與病情的好轉之間，有相互促進的功能。

「從症狀的康復、解脫」開始時，會感受到自己逐漸脫離原來的自己，和慢慢地除去了一直被困住、套牢的症狀。也可以從能夠做到「對別人伸出援助的手」之後，慢慢地更加促進「從症狀的康復、解脫」之效果。（「助力者原理」，=helper's principle）

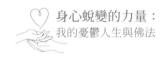
6.「痊癒」

森田療法中的所謂「治癒」，並非只是指自己已經脫離了身上所有的苦惱而已，而是要對具有同樣煩惱的人能感同身受，並具備同理心，且爲了使那一個人也能從煩惱中脫困，願意「伸出你的手」，去幫助他，才可以稱爲「治癒」。在「治癒」過程中，必需將所謂的愛「我」，從自己本身擴大到愛家族、愛社會、甚至到愛自然界之萬物，這樣才能說是眞正的「痊癒」。

森田名言：「如果只是自己的病治好了，卻沒有發揮犧牲心，完成大我的精神，認爲暴露、說出自己的種種隱私是一件可恥的事，並且認爲被人知道自己的病症是一種對自己的傷害，那麼這個人仍偏執於小我，以自我爲中心。正確地說，他的精神官能症並未獲得痊癒。」

我對森田理論的心得與感受

1. 從森田理論看精神官能症：森田正馬博士認爲它是源自於內在的神經質；是與生俱來的天性，也是求生本能的一部分，加上對某些事情的過度執著所引起，並不是身體器官功能上的疾病，症狀的產生來自於這種人們自然的身心反應，被認爲是異常的，極力不要讓它發生想把它擺脫，而引發身體的各類症狀。精神官能症因人而異，顯現出不同的症狀，這些症狀不是身

體器官上的疾病，而是由於心理不安、恐慌、痛苦等情緒所表現出來的症狀。不安等不舒服是自然的現象，好的一面讓自己事先好好積極準備因應，具備將事情導向安全與順利方向的功效。相反的若是極力逃避現實，過度將心力放在去除困擾的身體狀況，作用反作用定律更導致心理糾葛、思想矛盾，形成脫離現實想法，於是把所有責任歸咎於身體的不舒服，而看不到生活中還有其它重要層面，如此將會造成症狀的固著性，更是迴避當作、當去的一切，進入惡性循環而變成專心生病。

2. 「順其自然，事實為真，為所當為，行動實踐」的領悟：簡單的說其實就是「隨緣盡分」的展開，將不安恐懼的「情緒」與積極的「行為」分開，情緒是短暫、不穩定、起伏、感性的，是直接的反應，是自然的現象，因應的方法只能順應當下的狀況地完全地承受接納它，這時注意力比較容易轉向主動、踏實、穩健、理性的行動上，積極正向量力而為地去做應該做、可以做的事，拋棄起伏不穩定的惡性循環，轉為為所當為、行動實踐的良性循環。日常上，至少如團療格言所說的：帶著不舒服的情緒去做每天該做的事，進而應用聖嚴法師的「四它」（面對它、接受它、處理它、放下它）循環系統，接受情緒、面對

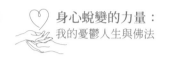
思考、行動處理、隨緣放下，透過這樣不斷地反覆運作，將可擺脫問題帶來的煩惱泥沼。

3. 廣義森田療法痊癒的定義：森田療法中所謂的痊癒，並非只是自己已經脫離身心所有的苦惱及不適而已，而是要對具有同樣煩惱的人能感同深受，燃起同理心，透過自己經歷的分享，幫忙他人也能從煩惱中脫困。亦即消除自己的差別觀轉換成眾人的平等觀，擴展到他人產生共同感，形成同理心，從愛己擴充成大愛，從利己以至利人，才是真正的治癒。由帶著不舒服的情緒去做每天該做的事進行訓練與落實，先穩住自己身心狀況，再藉助各種認知調整使自己脫困，並逐漸擴大，推己及人願意去關心、幫助別人，讓效應不斷擴大，讓更多的人受益，形成良性的善循環。

◎雙週四（六）自助助人集談會介紹

因緣聚會地個人因推動愛心會募款的任務，而與老東家華新科技公司旗下的慈善基金會有了接觸。因為這樣的關係，促成了愛心會與華科慈善基金會合作的因緣，進一步該會還提供會議室給愛心會使用，因而促成雙週四集談會的誕生。由我擔任召集人的雙週四集談，其成立的目的，是希望藉由自己罹患10年憂鬱症的親身經歷，以及數年來在愛心會

電話值班與團療分享接觸各類病友的經驗，再加上近幾年參加心理課程的研習和對佛學的投入體驗，希望能更有效更全面幫助病友，也為未來愛心會能更具主導力的活動鋪路，雙週四的集談會於107年11月22日開辦，至今（110年12月）即將進入第四年，而且為因應無法週間參加的上班、上學族加開了雙週六的場次，每次成員志工及病友大概在10人上下，算是很適合大家一起暢所欲言的規模團體。茲簡單介紹雙週四（六）集談會目前運作的狀況如下：

聚會時間：每個月第二及第四週週四（六）上午10：00～12：00

宗旨：培養正向心態、理性思考、並練習利用迷你（原子）習慣落實想要改變的事項

（為因應新冠疫情的關係，目前改為視訊方式進行，遠道的朋友也可參加，並且每兩個月會舉辦一次爬山聚餐會，藉以聯絡感情。）

聚會議程：

1.主題分享（約30分鐘）

2.上次集會補充及新近成員自我介紹

3.主題討論及與會成員心得分享

4.近期生活事件經驗分享

5.迷你習慣執行分享

6.個人問題及困難提出

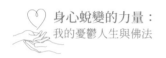
7.建議事項

開課至今已經進行了多次的主題分享，主要內容如下：

1.認識精神官能症

2.認識自己

3.唯識學之八識在身心健康運作的應用

4.病友日常生活細節建議

5.法鼓山智慧隨身書

6.迷你習慣的導入、分享及檢討

此一課程的設立對病友或志工，可說是一個非常好的園地。讓大家藉由一個舒適的空間和一群有同理心懂得如何安排生活，有著共同困擾而走出困境的夥伴，雖然只有短短的2個鐘頭，但卻能啟發正陷在困擾中的成員彼此激盪，透過集談會成立的目標：藉由他人的經驗，讓彼此有個參考方向，在迷惘中有一些溫暖，可以引領出生命的光輝，走出人生的幽谷！

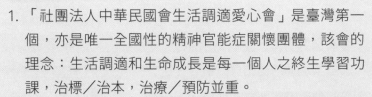

重點提示：

1. 「社團法人中華民國會生活調適愛心會」是臺灣第一個，亦是唯一全國性的精神官能症關懷團體，該會的理念：生活調適和生命成長是每一個人之終生學習功課，治標／治本，治療／預防並重。

2. 各類志工的參與，獲得學習及助人的機會：學而時習之，不亦樂乎，助人為快樂之本，都能帶來快樂的源泉，八年的愛心會志工經歷，讓個人有了嶄新人生的開始。

3. 團體心理治療提供自助、助人、互助的平台，透過同理、傾聽、陪伴與激勵，每週持續進行，互相分享個人的經歷與體驗，對邁向康復的病友以及已在康復期的朋友，帶來長期穩定心緒及改變成長的機會。

4. 在團療格言中找到個人相應的字句，不斷在生活工作上應用。

5. 森田理論的精義：順其自然，事實為真，為所當為，行動實踐。

6. 森田療法的痊癒，並非只是自己已經脫離身心所有的苦惱及不適而已，而是要對具有同樣煩惱的人能感同深受，燃起同理心，透過自己經歷的分享，幫忙他人也能從煩惱中脫困。

第五章

與病友互動案例分享

◎案例與小結
◎個案協助的總結與分析
◎一位憂鬱症朋友的訪談

　　本章節的案例都是曾經求助於我而與我有過接觸並且產生相當的互動關係，文中的分享為了保護隱私不作細節描述，只交代概略的過程，重點是放在改善過程的分析，以供讀者參考借鏡。再者因為我的老婆在我生病到康復期間，擔任了稱職的陪伴者，經歷了相同的過程，又在退休以後也加入愛心會一起幫忙病友，所以在個案協助過程比較不會有性別障礙造成的額外問題，也沒有因為對方是陪伴者或是病友的分別產生無法被同理的問題。彼此一起共同協助會帶來更好的信任感，對個案的進展都有相當的幫助。

◎案例與小結

案例 I
　　個案簡介：他們是一對住在中部的夫妻，當老師的先生退休後很長一段時間有憂鬱症，持續看診服藥也接受過團體心理治療，但時好時壞，而且壞的時間比較久，在透過愛心

會幹部的介紹及轉介下，希望能藉由我康復經歷的分享，得到一些幫助。

生病緣由分析：許多退休人員所遭遇到的情境很相似，因爲從忙碌的職場生涯無法順利轉換終日無事的退休生活，尤其是個人特質屬於沉默、安靜且平常活動力就不高，工作環境又是極爲單純封閉的學校，一下子不容易適應開放、複雜的社會氛圍。在加上他的另一半活動力極強，因而希望退休的老公可以配合自己的節奏，一起參加各種活動，於是在期待落差的衝突及逐漸累積的壓力造成病症的產生，其中包括賴床、凡事沒有興趣、充滿著負面思考等憂鬱症的典型現象均極爲明顯。

協助因緣：如前所提，在我們接觸之前，該君就一直在接受醫療系統的治療，然而進展似乎不大。見面聊天、盤點現況、分享個人生病及康復經驗，是協助病友初期的標準作業程序。針對此案剛好可以借助每月回台南看父親之便，與老婆一起順便至他台中家中住上一晚與他們兩位夫妻深入交談，白天更藉機到附近景點走走散心。而分享個人的憂鬱症過程是我自己非常特有的經驗與優勢，不但獲得病友快速被同理的信任感，也讓他們在改善之路上帶來一些踏實的希望。除了口頭的分享，我個人利用臉書記錄生活點滴的習慣，也讓病友進一步了解眞正日常實踐的見證，有了模仿學習的依據與參考。然而最大的突破在於將改變的對象轉移到

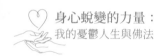
陪伴者——老婆身上，調整老婆的期待，降低先生的壓力，於是情況就逐漸出現改善的跡象，兩人的互動也開始呈現轉佳的變化。

改善狀況：很明顯的從他們臉書的貼文，發現活動變多了，活力也漸漸增加了，偶而的電話聯絡也證實有往正向思考的方向改變。

小結：這個案例給我最大的啟示是，初期改變的重點放在陪伴者比放在病患身上，更能帶來事半功倍的效果，而臉書的運用也是一個重要的工具，口頭的分享經驗搭配臉書經常的貼文及照片，久而久之就起到帶動的影響。個人康復的歷程與不厭其煩的說明，是贏得信任感最重要的因素，也是如下每個案例能夠持續的關鍵。

案例II

個案簡介：他們是一對住在北部的夫妻，先生因在大陸工作壓力大而生病，只好退休回到台灣，經朋友轉介而認識，希望我能夠提供一些經驗做為借鏡。

協助因緣：認識他們之前，先生已經持續在接受醫療系統的協助，我的朋友因為對我的生病及復原過程有些了解，於是安排我們兩對夫妻一起見面聚會，希望我們能夠分享一些經驗以供他們參考。經過幾次面對面及電話中的對談，我告訴他不要著急，先給自己半年到一年時間重新嘗試重新調

整出適合自己目前在台灣的生活方式。當然互加臉書朋友讓他們有個參考模仿的對象，也成為我更貼身分享的重要工具。

改善狀況：雖然已經不常聯繫，但從他們經常在臉書貼文，分享國外國內旅遊的照片與頻率，我很清楚也很高興，他已經找到生活的模式與節奏。

小結：從他很快康復以及找到合適的生活軌道，我判斷是因為我們的背景及生病緣由十分相似有關，都是公司的高階主管，個性都算溫順，但因工作壓力而發病，我的個人經歷很容易被他了解並進一步複製，認知與行為的調整因而能同步進行，在許多幫忙過的案例中，他算是進步最快速，而且也是我著力最少的案例。

案例 III

個案簡介：她們是一對母女，是老婆秀桂在愛心會電話熱線值班接到母親的來電，這位母親因為女兒生病而到處求助，弄得自己身心憔悴不知如何是好。女兒身體不舒服，後來因為與同事溝通不良而離開職場，本來有位百依百順的男友，可以幫女兒處理解決各種生活上遭遇的問題，後來男友離開了，她必須開始承接這些事情，但若有不順遂事情出現，女兒就會強烈抱怨及反彈，母女關係變得非常緊張。母親認為女兒有身心的疾病到處求醫求知識，女兒則認為母親

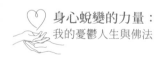

完全沒有照顧到自己的核心需求，近來更把心神焦點都放在舌頭的不舒服。

生病緣由分析：這是一個當母親的把所有焦點放在女兒的不舒服上，以致讓自己處於焦慮憂鬱狀態的典型例子，因為女兒對母親不信任，因而一直排斥母親想透過我們去協助她的提議。也因為這樣的狀況，我們就把重心放在母親的開導上。

協助因緣：母親雖然不是真正的精神官能症患者，但造成的困擾已經到達影響生活工作的階段；因為沒有跟她女兒面對面交談過，所有狀況均透過母親的轉述，無法對女兒的情況有具體性的掌握。我們的目標就放在讓母親自己心緒能安定下來，降低對其生活工作的干擾，並試著透過母親的改變去帶動女兒的改變。透過幾次面談及電話聊天，母親最後加入並持續參加我召集的雙週四、雙週六的互助助人集談會。我希望提供她先照顧自己、安定自己心緒的平台，她自己也帶著不預設立場的心態，不斷嘗試各種方式來幫助她女兒往更好的方向發展，等待相應因緣出現的機會。

改善狀況：耐心等待的代價終於出現，很高興地，在三月分以群組視訊通話舉行的集談會中聽到她分享女兒找到可以幫助她的醫師，而且她們母女倆的關係也獲得極大的改善。無獨有偶地，幾天之後，我竟然在一個運動公園見證她們母女手牽著手一起走路運動的情景，兩人雖然都戴著口

罩，但仍難掩她們喜悅及放鬆的內心。

小結：心容易安住在因緣過程上，不容易安住在果報結果上。我們通常都會把期望焦點先放在很快想要達到的結果上，而嚴重忽略眼下必須持續展開的過程，因此往往徒增焦慮與不安，弄得心神不寧，無法冷靜處理當下能做的事情，以致陷入遙不可期的負面不安循環。這個案例試著引導母親先把遙遠不可及的目標放下，只問耕耘不問收穫地，以不預設立場地不斷嘗試，不但先安頓了一年多來的混亂心情，也終於等到甜美果實來到。從照顧者下手是這個案例帶給我的一個重要啟示與印證，因為相較之下，照顧者認知的改變遠比病患容易，由照顧者的改變帶動病患的改變，是一個事半功倍且可行的協助模式。

案例 IV

個案簡介：本案例也是母親對生病女兒的求助過程，與案例III有許多相似之處，幾年前曾經由父親透過我的退休同事接頭，經過一次到他們家中一起聊天見過一次女兒，以及一、兩次與母親面對面深談分享經歷及心得，後來就沒再進一步連絡。最近因為女兒狀況變多且嚴重，又再次有了接觸。女兒雖然持續有在看診，但為了讓照顧者能夠獲得多一些醫療相關的資訊及協助，我也介紹自己熟識且願意傾聽患者心聲的醫師以及案例III的母親，給她一些意見及建議。

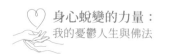
生病緣由分析：這是一個因學業壓力以及親子間長期溝通不良所造成生病的例子，也是現今社會蠻典型的現象，這種現象普遍存在於家庭中，雖然不一定會造成嚴重的後果，但或多或少會帶來一些摩擦。幾個我曾經接觸的類似家庭，生病的兒女對父母都有非常嚴厲的批判，雙方幾乎到了動輒得咎、無法溝通的地步，甚至面臨到挫學或失業的狀況，個中滋味很難為外人道，甚至對親朋好友都難於啟齒。

協助因緣：延用案例III的經驗，我已請母親加入集談會，希望透過參與夥伴的不同經歷分享，尤其案例III近期又有顯明的效果，可以讓母親先安頓自己的身心，再等待女兒適當改變因緣的到來。

改善狀況：這是整理這本書時正在進行的案例，透過集談會至少達到讓母親安心的效果，而且有狀況可以得到一些參考意見。

小結：我與二、三十歲正處求學就業的年輕人，在想法與經歷上切實存在極大的差異，能夠直接提供的協助也很有限；因此先透過穩住照顧者的身心，並引導照顧者的改變，然後再看因緣創造出患者改變的契機，不失為可行也可看到具體成效的模式，以後有機會持續遵循複製此一模式。

案例 V

個案簡介：這也是一對母女的故事，母親住在南部，憂

鬱情緒長期干擾生活與工作，女兒來台北工作，經常由於本身的敏感特質及工作壓力導致睡眠障礙及畏懼上班，為此而深受其苦。因為地緣關係我透過朋友介紹而認識，於是便藉由每月回南部的機會，與兩位母女面對面交談，從深入了解到分享心得，更協助設計日常生活的功課，以期從認知及行為改變的建議，提供它們跳脫舊有生活慣性束縛的機緣。

生病緣由分析：個人特質是兩位母女發病的主因，個性屬於容易反應過度、敏感易受刺激、很介意別人、怕受批評、強迫性觀念、反覆想個不停、內心缺少安全感、對壞消息特別敏感、慮病性格、依賴性強、喜歡推拖躲避等幾個精神官能症的人格特質傾向。碰到問題或困境就不容易擺脫，一直陷在負面情境當中，久而久之，憂鬱症不敢面對、選擇逃避、缺乏活力、干擾睡眠的典型症狀就層出不窮，持續影響到平常生活及工作進行。

協助因緣：利用每月回台南之便，透過聚餐會面機會有系統地分享我自己持續整理的「認識自己」、「認識精神官能症」，及「佛法應用」等的檔案，試著從接受現況，改變認知開始，算是在幾個個案中我投入時間最多的一個。

改善狀況：母親可以接收佛教的義理，縱使是佛道不分的信仰，也帶來一些依靠的力量，母女處於較穩定狀況已一段時間，雖然未到達跳脫超越狀況，也未再持續求助，意謂著已能找到一種自我調整的生活模式，我真替她們高興。

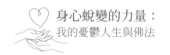
　　小結：母女互相依靠，母親做爲女兒碰到問題困境的後
盾，但也得到被需要的滿足感，形成一股互相需求支撐的力
量，是本案例比較特殊的地方；後來女兒換了工作，改變了
工作居家環境，似乎也脫離的過去的束縛，展開新的生活模
式，一切正在往穩定的方向發展。

案例 VI

　　個案簡介：這是我在愛心會每週二熱線電話值班遇見的
女病友，那時候她因爲憂鬱嚴重正在看診並參加醫師的團體
療心理治療班。通常在看完診到團療開始前，都還有段空檔
時間，有次她趁這段時間來到愛心會辦公室，就跟正接電話
的我聊了起來。由於面對面的會談必然比用電話對談效果好
很多，再加上彼此特質接近、頻率相仿，她似乎還可以接受
我的觀念；因此，她每次來看診，在團療前就會先來辦公室
跟我聊一聊，有時甚至到團療開始都還捨不得離開。就這樣
透過一段滿長時間的開導，也爲她帶起了一些心靈的寄託與
好轉的盼望。

　　生病緣由分析：她與在大陸工作的老公都相繼失業，
當時又正在幫弟弟處理即將歇業的公司，而且兒女都還在中
小學念書，面臨著多重的壓力，中年失業想著未來的漫漫長
路，真是承受不起的重擔與長痛。

　　協助因緣：除了週二來愛心會辦公室的面對面協談並加

入適時佛法的開導，我剛好在她參加的團療幫忙，團療中的格言是醫師改變病友認知最重要的工具，這些格言的提醒變成很多病友平常生活的支柱。

改善狀況：她一直是醫師認證認知改變最成功的案例，從剛認識那段時間每次都帶著極憂愁的面孔，每句談話都少不了嘆氣及否定語氣，到能帶著微笑的面貌接受不順遂的現況，甚至重新找到以前不喜歡的勞力工作，遇到不舒服時都能利用團療格言化解高漲的情緒，進而在團療夥伴裡鼓舞其他病友。雖然看到她演進的過程，橫逆隨著時間不時的出現，但他似乎已經練就一套功夫等著隨時因應，當然及時求助也一個必備的工夫。

小結：願意嘗試別人提供的建議及心得，應該是脫離困境的重點，尤其是掌握了團療醫師強調的核心——改變的動機，也願意在遭遇困難時利用團療格言來訓練自己轉念，不但讓自己邁向康復的大道，更利用這個生病的機會，學習到各種幫助自己的觀念及技巧，相信這對她未來的人生將可以提供嶄新的面向。

案例VII

個案簡介：我印象很深刻，他是我在愛心會電話值班最後一天打來，當時他正處在中年被裁員的失業狀態，也正為了能盡快找到工作，努力到處丟履歷。我們在電話中聊了一

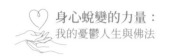

個多小時，並應他的要求互加為通訊軟體的好友，希望當情緒來襲或碰到問題時有一個可以聊天求助的對象，於是又開展出一段特殊的因緣。

生病緣由分析：據悉年輕時就有強迫的傾向，也是屬於忠厚老實的人格特質，人際關係上也是盡量壓抑自己的類型。工作上容易堆積來自與同僚及上司的相處壓力，而導火線當然是失業後的整個情緒爆發，以及對未來不確定的恐懼。

協助因緣：初期我是透過通訊軟體對他做一些鼓勵，激發他永不放棄地努力投遞履歷表尋找新工作，他自己也不斷地尋求外部的協助支援。後來終於聽到他重返職場的好消息，也趁機邀請他加入為上班族、上學族無法參與週四集談會而增設的週六集談會。他充分利用集談會的平台，分享自己重返工作職場的心得，以供其他夥伴參考，同時也經常提起此刻工作上發生的問題，請求別人的意見與協助，是集談會成員當中最具互動性的一位，也讓集談會真正達到「自助互助助人」的目的。

改善狀況：他能再接再厲的努力重返職場，又能利用碰到的問題來調整自己，就是身心改善的最佳寫照。尤其願意將自己的心得分享幫助其他夥伴，即是達到森田療理論定義痊癒的階段。當然臉書及Line群組貼文互動是我持續經營的部分，讓病友經常有些提醒與支持，個人也可看到夥伴改

善與進步的狀況，雖然在新冠疫情期間無法見面互動，這些社群通訊軟體可以提供另類有效的協助方式。

小結：這是少數幾位在職病友能在失去工作後，在很短的時間重返職場的案例，鍥而不捨永不放棄的努力是最重要的關鍵，另外能夠尋求心靈協助、廣結善緣也是促成好結果的助緣。然而固執的特質無法很快的去除，也可能會是新工作再度發生困境的一個因子，但我只能不斷從旁提醒給予建議，然後再看發展的趨勢來進行調整。

案例 VIII

個案簡介：他是從公務員主管退休的，因擔任主管期間壓力過大生病而退休，滿長一段時間情況都是起起伏伏。因為常到醫院看診而會來愛心會辦公室走走而認識的，彼此算是頻率相近談得來，他人很客氣，除了見面聊天外，也會打電話到愛心會熱線或直接打到家裡來做更深入的懇談。

生病緣由分析：發病的主因當然是承接主管職務後的適應不良，個性屬於容易反應過度、敏感易受刺激、很介意別人、怕受批評、強迫性觀念、反覆想個不停、內心缺少安全感、對壞消息特別敏感、慮病性格、依賴性強、喜歡推拖躲避等容易誘發精神官能症的人格特質。在碰到問題或困境時，不容易擺脫，並一直陷在負面情境當中，再加上一直覺得年事已長、反應遲鈍，而讓自己時常陷在自設的框框裡。

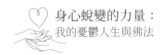
　　協助因緣：他人很客氣不想麻煩別人太多，經常主動利用愛心會熱線電話來聊天，真的很急迫時就會打到家裡來，希望給他一些意見或金典玉句幫他度過不舒服的時刻。因為身體受傷行動不方便，所以較少見面或到現場參加集談會，不過，因為新冠疫情的關係，集談會改以視訊方式進行，他也就成為最準時、最捧場的一位成員。

　　改善狀況：慢慢從經常需要依靠特定人的意見與指引來支撐自己的狀態走出來，逐漸找到適合自己的退休生活模式，也漸漸不會被身體的不舒服影響太多，時而在集談會中提供想法幫助其他夥伴。

　　小結：本案例較特別的發現是，他有一種獨特選擇性的依賴，非常固定地會打電話找愛心會志工其中兩三位，提出的問題也很固定，會一而再再而三的重複。對特定志工的面前就表現非常依賴，但對其他人則顯得很正常，差異性十分明顯。

案例 IX

　　個案簡介：與他認識緣起也是在愛心會辦公室裡，當時他正在參加另一個醫師的封閉式團療，是有限定人數限定次數時間的團療，他利用團療結束進來與正在辦公室熱線值班的我聊天，因為年紀相仿、對我罹病及康復經歷的好奇、以及我比較特異的表達觀念，吸引了他，因而提出希望能經常

與我有互動，有事情可以隨時請教，於是開啟了這段因緣。

生病緣由分析：他在乎困擾的關鍵是自幼體弱多病，曾經經歷長時間病痛的折磨，導致心理障礙，有身心俱疲的現象。目前又因之前一段時間從事種田勞務活動，造成身體關節嚴重受傷，更是處於動輒得咎的階段，每天的重心都圍繞在身體的不適。

協助因緣：認識以後，我常常利用他情緒不舒服來電機會，給予一些跳脫身體不適束縛時的建議。開了集談會後我也邀約他成為一員，而他也成為最早到、出席率最高的一員。可惜的是，疫情開始後轉為群組視訊會議召，他因對3C產品的不熟悉而告中斷，但不時仍會私下溝通聊天。

改善狀況：雖然改善的情況不明顯，但至少集談會提供他定期有外出與成員互動的機會，平常藉助電話聯絡至少沒有往惡化方向變化。

小結：本案例較特殊的發現是，由於疫情關係反而讓他找到自處的定位。以往不舒服不順遂時，隨時可以找到依賴請教的對象，加上集談會提供定期宣洩的平台，依賴的情況比較明顯，而疫情發生這段時間變得不是那麼容易得到這些，卻讓他找到一個適用自己的生活運作以及排除情緒的模式，這也是個意外的發現與收穫。

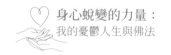
案例X

個案簡介：與案例IX相似，見面因緣也是來自他在參加醫師的團療前來愛心會的辦公室坐，不同的是當時他的身心極端虛弱，須由妻女陪同看診並參加時間與人數沒有限制的開放式團療，幾年來我也見證了他從生病到慢慢走出來的過程。

生病緣由分析：年輕時從事金融業，在一次市場激烈震盪導致財務巨大虧損後發病，當然自己的人格特質是度不過這場風暴的主因，也是一個來自重大外來壓力導致生病的典型例子。

協助因緣：在互動案例協助流程中，屬於透過看診或團療自動找上門的分項，後來在我加入團療協助後也有些互動。兩年前成立了雙週四集談會後，他也成為固定的成員，出席及分享也是很踴躍的一位。

改善狀況：目前已可以不須由妻女陪同看診，自行參加團療，漸漸從財務損失的傷痛情緒中走出來，參加集談會時也可以對自己過去遭遇的傷痛侃侃而談，顯示恢復的狀況已經達到不錯的程度。

小結：持續看診、醫生最小劑量的藥物幫忙、參加團療及集談會，帶來穩定有品質的日常生活，不管日後可能碰到何種變化，基本的因應與對應的調適將是渡過困難不可或缺的要素。

案例XI

個案簡介：他是一位我熟識在工作上很有表現的企業主管，積極進取、戮力奮鬥、企圖心滿檔是他在職場的正向工作態度，但卻有些時候會流於偏執，成為大家眼中認定不易溝通的主管。人格特質沒有絕對的好壞對錯，但如果無法隨著變化的環境進行調整因應，就容易被卡住而形成各種問題。

生病緣由分析：他的人格特質有別於大部分憂鬱症病患的優柔寡斷消極逃避，相反的是屬於積極強硬的，無奈卻失之過於固執，一個不愉快的退休過程，導致生病的來到。退休後生活上的適應不良及內心放不下的不甘造成自我封閉，接著的身體各部位的不舒服，更是身心折磨的開始，對外的接觸幾乎降至冰點。

協助因緣：一開始來求助希望找到相關的醫師，有了進入醫療系統治療的第一步，也是一個拐點。醫囑加上藥物的支持，提供不再進一步惡化的條件，找出各種理由適時進行邀約定期的聚餐聊天，讓他有外出互動的機會並可藉機分享佛法的放下及多元精神，目前已慢慢形成每月一次的固定活動，我也藉此觀察到身心有持穩的現象。

改善狀況：從自我封閉深鎖家中，到願意外出參加兩三人的小型聚會，已經是難能可貴。最近又進步到時常在退休同事群組裡，分享各種資訊，亦是更上一層樓的展現，不過

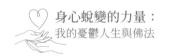
大型的朋友聚會還是在拒絕的選項中。言談中也把接受現況當作是平常不過的事，於是維持一個穩定的居家生活，不再跟自己過不去，此即平常平凡就是幸福的最佳詮釋。

　　小結：這是一位熟識朋友的從執著到逐漸開化的一段歷程，個人的特質、事件的衝擊、時間的淡化及因緣的出現，都扮演著重要角色，在宇宙間彷彿散溢著一股無爲又緩慢的氛圍，深深地影響著每個人。

案例 XII

　　個案簡介：她是一位南部企業界的女強人，透過與她同爲金蘭好姐妹，也是我的親戚長輩之請託而認識她。過去在業界應該是很有成就的企業主，退休後生病，因爲沒有結婚，目前住在弟弟家中，由弟弟與弟媳看顧，並請了外傭及台籍傭人各一位輪流照顧生活起居。

　　生病緣由分析：退休後由於身體出現變化，引起憂鬱情緒，一開始聽力退化，自己無法接受，看醫生又沒改善，想起工作時的輝煌成就，更是巨大對比，因而逐漸陷入無法自拔的漩渦，越來越無法與人互動，把自己封閉起來。緊接著味覺、嗅覺也出現異常變化，憂鬱症的多變樣貌一一呈現，讓自己覺得基本能力都已喪失，所以只好走到事事都得有人侍候的地步。

　　協助因緣：我的親戚長輩是她極親密的好友，希望我

能南下給予協助開導，記得也是利用回台南的機會，我跟老婆、長輩帶著她及弟弟與弟媳在高鐵站的咖啡店見面。一場帶來希望的會談長達兩三個小時，我深入淺出的敘述，讓這位患者及胞弟有了聽完我一席話勝過看了這幾年的醫生的感受，因而互留聯絡方式，以便進一步請教，她也馬上向愛心會樂捐，我則將她列入經常關照的名單，有些重要的分享必然不會忘掉她，她若感到不舒服也會隨時提出協助的請求。

改善狀況：我覺得以這樣的運作模式，加以時日她必然會慢慢得到改善，所以幾個月後藉著回台南看父親的機會，又順道登門拜訪並關心一下她的近況。但在會談過程中，我從其胞弟口中得知希望讓她姊姊依現在的方式生活下去就可以，不期望她有太大的改變及調整，甚至也隔絕朋友們的關心與慰問。主要原因竟然上次認為很成功的會談，造成她姊姊更大的壓力，還因為承受不了而住進醫院好幾天，弄得全家雞飛狗跳，所以才會做出這樣的決定，我也只有尊重不再進行進一步的接觸。後來從長輩的告知得知，他們也已經謝絕好友們的關心及聯繫好一段時間。

小結：這是一個極端特殊的案例，個性自負的特質，過去有成就的人，很不容易接受身體有變化或老化的對比衝擊，再加上看到別人可以恢復得這麼好，無法把它當作看到未來可能的希望，反而當成自己一直無法跳脫深陷其中的一個大挫折。持續主動的關懷，沒有幫到忙，還形成反作用。

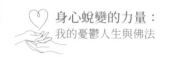
案例XI也有類似的特質與工作經歷，因爲沒有採取較積極的
接觸，而以時間換取空間的方式對應，反而得到比較好的協
助效果。

◎個案協助的總結與分析：協助的切入點
——病患及照顧者

敍述了上述12個協助的個案，希望讓讀者能夠進一步得
到更具體的概念，以下將嘗試利用簡單的統計分析，進行更
深入的了解。

案例		1	2	3	4	5	6	7	8	9	10	11	12	合計	
對象	男	V	V	X	X	X	X	V	V	V	V	V	X	7	
	女	X	X	V	V	V	V	X	X	X	X	X	V	5	
	陪伴者	配偶	配偶	X	X	母親	X	X	X	X	配偶	X	胞弟	5	
	身分	退休老師	退休主管	生病女兒的母親	生病女兒的母親	年輕上班族	失業中年母親	裁員中年上班族	退休公務員	退休長期體弱	退休上班族	退休主管	退休業界女強人	退休	7
														失業	2
														母女	3
生病緣由	病程	長	短	中	中	短	中	長	長	長	長	中	中	長（5年以上）	5
														中（3年以上）	5
														短	2

		1	2	3	4	5	6	7	8	9	10	11	12	統計	
生病緣由	特質	VV	VV	X	X	VV	VV	VV	VV	VV	VV	VV	VV	10	
	環境轉換	VV	VV	VV	VV	VV	VV	VV	V	VV	VV	VV		11	
	看診服藥	V	V	X	X	V	V	V	V	V	V	V	V	10	
	團療	V	X	X	X	X	V	X	V	V	V	X	X	5	
	其他			自我學習											
互動方式	集談	X	X	VV	VV	X	VV	VV	VV	V	V	X	X	7	
	面對面	VV	V	V	V	V	V	VV	V	VV	VV	VV	V	12	
	TEL	VV	V	X	X	X	X	V	X	VV	X	V	X	6	
	FB	VV	VV	X	X	X	V	V	X	X	X	X	X	4	
	Line	X	X	V	V	X	V	X	X	VV	X	V	V	6	
求助來源		愛心會幹部	朋友	熱線	朋友	朋友	熱線	熱線	熱線	熱線	熱線	直接	朋友	熱 6 / 朋 5 / 直 1	
改善程度		強	強	強	中	中	強（反覆）	強	中	弱	強	中	弱	強 6 / 中 4 / 弱 2	
改善主因		面FB陪	FB面	集談會	集談會	環境改變面	團療面	集談會面	團療集談面TEL	集談會	團療集談	面對面	放棄	團療 7 / 面／FB 3 / 環境 1	

求助對象的分項統計分析：

　　‧從性別來分析，其中有七位是男生，五位是女生，這是很正常的分布，畢竟同樣性別有著比較相似的生活

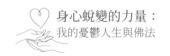
經歷，分享起來也比較容易相應，而且在過程中也相對容易進行。因為我老婆也在愛心會當志工，如果需要與異性求助者見面，老婆同行是重要的原則，她也可以發揮同樣是女性的方便性。

- 其中四位由其配偶或母親陪伴一起參與協助過程，藉由對疾病的了解及日常生活的配合調整，在往後的改善程度上都看到具體的效果。也讓我在後續的協助工作上，把陪伴者的參與定調為最重要因素之一。

- 其中有六位退休人員、兩位被裁員的失業人員以及三位因女兒生病的母親，發病的近因皆是環境產生重大改變，也印證醫學上精神官能症的階段中發病期的三大核心問題之一，即是重大壓力事件（其他兩個核心問題為人格特質與生長背景）所引發。

- 在病程時間上，有五位超過五年以上，甚至是十年以上的困擾，另五位也超過三年，只有兩位是這幾年發病的，因此，可以很清楚的了解，憂鬱症是長期的抗戰，其中人格特質扮演極重要的角色，真正要康復擺脫，需要極大的努力及好的因緣促成。

生病緣由的分項統計分析：

- 從生病緣由來觀察，除了兩位病友的母親外，其他十位都與第二章的精神官能症人格特質有密切相關；另

外，除了一位由從小時候體弱多病延續過來的帶病原因外，其他十一位的發病都與環境轉換導致的壓力事件觸發有關。這正吻合第二章的發病期的三大核心問題——人格特質、成長背景與壓力事件有關。在醫療系統的協助方面，看診服藥也是除了兩位陪伴者的母親外，都有持續帶來幫忙的必要條件；參加團體心理治療或參與集談會分享，對於認知的改變，不僅幫助症狀的消除，更有機會帶來生活品質提升的可能。

互動方式的分項統計分析：

· 集談會及個人式互動是我離開愛心會繼續幫助求助朋友的方法，人數雖然不多，卻發現深入、持續才是比較有品質、比較有效率、連結更高的協助方式，再融和個人十年劇烈起伏的憂鬱經歷、隨後八年愛心會的歷練，以及持續數年的學佛與應用的心得，建立起自己一套助人的系統，也希望在集談會持續展開，並將這些心得與體驗記錄在書上，以期嘉惠更多需要的人。

· 另外一個非常獨特的發現，有兩位與我年紀相仿的男性，雖然接觸的次數並不特別多，但透過互為臉書朋友及我經常的貼文分享，讓他們了解我提過的日常生活方式，尤其是一直在推行的身心健康五寶之多元活

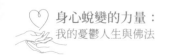
動及持續性戶外運動，提供他們嘗試摸索過程的參考，在加上心血來潮時我會在臉書上PO上「佛緣隨筆」專文，與他們分享我自己將佛法應用在生活上的故事，這確實為他們帶來顯著的影響與相當程度的改善。無心插柳柳成蔭地，沒想到我自己每天喜歡的臉書貼文分享，竟然會帶來意想不到的結果。

· 統計分析還發現一個重要的現象，能經由陪伴者的協助切入，讓陪伴者了解什麼是精神官能症，可以透過怎樣的管道慢慢走上康復的道路，反而是相對有效的一個途徑。因為生病的人心緒是相對混亂，不太能接受別人的意見及想法，當陪伴者有了充分了解後，比較容易做出改變，慢慢就能影響患者，讓其調整到正確的路線上，最終帶來好的結果。這也使得我後來有機會接到新的案例時，會在可能的範圍盡量將改善的重點放在陪伴者身上。

改善程度的分項統計分析：

· 從改善的程度來分析，增加協助的接觸時間有助於改善程度的提升，不論是定期的團療、集談會聚會，或是不定期的臉書貼文、電話、網路通訊工具的關懷，都也證實協助力量不在強度的大小，而在頻度的高低，持續關懷機制的運作確實能為病友帶來相當助

益。當然讓病友產生信任感是達成進行持續關懷機制的首要條件，我個人十年憂鬱症經歷及八年完整的志工訓練與經驗，在取得病友信任上是有很大的幫助。

◎憂鬱症朋友日常生活細節調適的建議

希望根據自己穩定後的日常生活經驗，以及身心健康五寶之兩動、一靜、雙行，及還有中道不二、多元的原則，整理出一套從早上起床到晚上睡覺作息安排的建議，以供憂鬱症朋友參考，以下將條列出一些作息安排的內容：

1. 起床：醒過來後馬上起床**（關鍵）**（認知＋行動）
   開始（1）梳洗（2）喝水（3）上廁所（4）掃地、抹桌、澆花、洗衣服（5）聽廣播
   適時主動與家人打招呼、擁抱

2. 每天排一個上午或下午的活動（週日晚上決定）
   若初期無法自己執行，可以先參加醫院的日間留院，建立規律生活作息（兩動）

3. 每天運動一個小時（悠閒的、放慢節奏的）（兩動）

4. 外出主動向路人微笑 打招呼（雙行）

5. 飲食均衡、多樣化、不挑食，作息儘量維持規律但不執著 （中道不二）

6. 願意利用每天的大小事，練習不預設立場，接受不同

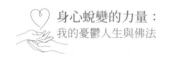
作法與結果，嘗試以不同思維及作法處理相同事件，並習慣接受行動後的失敗並重新再來（二元→多元）（中道不二）

7. 利用等待／零碎時間，作修定、正念練習：閱讀、捏手、自己按摩、慢走、數息、念佛、深呼吸、聽音、靜坐……（訓練專注、消除緊張）（一靜）

8. 睡覺目的只是休息，不管有沒有睡著，半夜醒來睡不著，離開床鋪做些事，一個小時以後再回去睡（認知），助眠原則：環境夠黑、身體夠累、不好睡時就躺著觀想（用想一個畫面取代想事情）

9. 善用筆記簿：記下煩惱及想法，並給予對策及作法（認知轉行動）

10. 經常練習深呼吸，不一定要腹式呼吸　（一靜）

11. 碰到事情，情緒上來時之口訣：**輕 柔 鬆 軟 慢**

12. 養成今日事今日畢，隨時用隨時收的習慣

13. 隨緣：對自己無法改變的一切——別人、環境、天氣、過去、未來
盡分：對自己可以改變的一切——自己的心與行動、當下
盡分在因緣（過程），隨緣在果報（結果），只問耕耘不問收穫

14. 情緒反應：杏仁核——起伏、短暫、不定——螞蟻變

　　大象、生病的來源

　　理性思考：前額葉——平靜、長久、穩定——大象變
　　回螞蟻、康復的解方

15.利用每天大小事練習上述「隨緣盡分」及「情緒反應
　　後的理性思考」的習慣

16.家人以陪伴關懷爲原則，讓病友自行處理日常所需的
　　生活事項及輕微的家事幫忙

　　除了上述的建議，下表是爲了記錄每天執行的結果進行
紀錄所設計的表格，可供了解自己執行的狀況，也可以讓每
天的注意力集中在這些行爲上，久而久之就會產生效果。

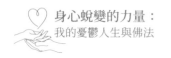

日常生活細節調適建議調查表　（單位：次）　　　年　月

日期	醒後馬上起床	掃地抹桌	深呼吸	打招呼擁抱	運動	活動	閱讀念聽經	捏手按摩	聽音樂	對鏡子微笑	作息規律	輕柔鬆軟慢口訣	寫字	備註

　　定期填寫如下表格監測認知及行為的變化，藉以瞭解病友病情改善狀況所設計，建議每兩週或一個月審視一次，這樣的做法也正是利用表格來完成PDCA循環的例子。

		時常	部分	很少	無
認知調整及行為改造檢查表　日期： 年　第　週					
1	遵照醫師指示服用藥物	☐	☐	☐	☐
2	想藉著自己的努力及改變來扭轉自己的病情	☐	☐	☐	☐
3	凡事 永遠看「得」或「正面」的部分	☐	☐	☐	☐
	實例描述：				
4	認康復的過程需要足夠的時間及耐心	☐	☐	☐	☐
5	透過生活中小動作訓練正面積極態度	☐	☐	☐	☐
	實例描述：				
6	增加活動來使自己生活充實豐富化	☐	☐	☐	☐
	實例描述：				
7	會主動尋求別人幫忙來完成自己想完成的事情	☐	☐	☐	☐
	實例描述：				
8	做法已比想法多	☐	☐	☐	☐
9	已有從學習中得到快樂的經驗	☐	☐	☐	☐
	實例描述：				

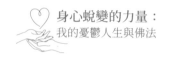
◎一位憂鬱症朋友的訪談

以下特別訪談一位表現完全不同的憂鬱症朋友之例子，並進行更深入的分析。

游添明是生活調適愛心會2016～2020年的理事長，曾經是一位嚴重的憂鬱症患者，我們曾經一起上過公視李四端主持《爸媽囧很大》節目討論憂鬱。下文是摘自愛心會出版的《希望的星空》P372～377他的自述文章，本書將其列入文中希望能給需要的朋友做參考。藉由他的案例的了解，加上我們兩位都是經歷長時間折磨而難得康復的憂鬱症患者，在訪談中互相進行深入的討論，以期能得出更核心的發現。

天天來練功憂鬱一掃空——順應自然，服膺天地

（摘自愛心會出版的《希望的星空》P372～377）

精神官能症陪我走過13年，如今，我終於可以大聲說出「我痊癒了!」

過去13年來，每晚睡覺都必須仰賴安眠藥，白天服用抗焦慮藥物，病情控制得還算穩定，也曾嘗試心理諮商、團療、運動、認知行為改變……等方法，使自己可以與病和平共處，但在情緒上，總有一絲淡淡的憂愁，無法真正快樂起來。

一直到去年認識了返老還童氣功，只練習三天，睡眠品質就獲得改善，安眠藥減半。一週後，白天的精神與體能都很充足。一個月後，停用白天的抗焦慮劑。

兩個月後，連半顆安眠藥也停了。如此循序漸進的減藥、停藥，直到最後完全停止服用任何藥物。

民國88年，我持續忍受腸胃不舒服、拉肚子、睡眠不好、身體緊繃的狀態，當時不知道失眠是個問題，整整一年間，半夜睡不著，我起來徹夜畫圖，創作靈感源源不絕，自己畫得很高興。

後來決定去看精神科，是因為臉部發麻，我自己有點概念，綜合一年來的問題猜測可能是自律神經失調，精神科醫師聽我的敘述，安排我下班後去做生理回饋和放鬆練習，症狀沒有太大改善。

民眾相信大醫院和名醫，我也不例外。改到台大就診，開始吃抗焦慮劑，我不去查藥典，因為會越查越怕，我乖乖遵從醫囑服藥，連醫師開了鋰鹽（躁鬱症用藥）我也照吃不誤。

不過，我的身心狀態已經無法承受工作壓力，請了假讓自己好好休息。我從73年退伍兩天就投入職場，直到88年已經「操勞」15年，說操勞不為過，因為先天特質和家庭環境，形成我的價值觀，在工作上一路表現優秀，做事主動積極、全力以赴，短短幾年衝到很高的職位。

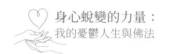

　　發病之前，老闆將我空降到一個重要部門，團隊成員學歷多數很高，卻不能同步，我背負老闆高度期待，但業績帶動不起來，基於我心中信念「知恥近乎勇」，還主動向老闆提出降薪。

　　休息三個月後，老闆鼓勵我回來工作，為了讓自己恢復健康，我去參加某醫院的封閉式團療，雖有精神科醫師和心理師主持，做了十二週，效果不彰。

　　直到參加詹醫師主持的中興團療，人數眾多的開放式團療班，我說話的機會並不多，但是，這團療的動力好強，聽不完的康復經驗和人生智慧，我只參加了4週左右，進步神速。當時愛心會派駐團療的志工徐媽媽，每星期熱心連絡大家一起去爬山，這是個追求健康的隊伍，「友情、支持、歸屬感」加上「運動、陽光、大自然」讓我的身心得到安慰和養分，團療畢業我已好了六、七成。

　　「我的臉麻和失眠問題，並沒有完全解除，工作仍然有挑戰，壓力持續存在，心情偶而還是有起伏，不過一波比一波高，至少回到八成的程度。」

　　治療已經不是重點，年齡慢慢增長，心理漸漸成熟，我如愛心會常說的「生活調適和生命成長是終生的功課」，我把疾病當老師，看見自己的習性、信念、教條……等，參透許多世間人與事，而豁然開朗。

返老還童功讓我「與病分手」

我原本不敢奢望完全康復，大家總說與病共存，兩成的不舒服，有藥可吃，工作和生活可以維持就滿意了。

沒想到去年三月，我和妻子參加愛心會舉辦的成長營，和志工特殊訓練課程，接觸了返老還童功，竟然能夠終結13年的殘餘症狀！我由「與病共存」變成「與病分手」。

本來，我早已領略運動的益處。運動可以提昇腦內嗎啡量，使人心情愉快，所以和愛心會爬山的那段歲月，對我很有幫助。

但返老還童氣功，不只是一種運動，它根據《黃帝內經》，運用每日清晨的空氣，帶動氣血循環，使全身經絡打通，提昇身體動能，建立規律作息，增強免疫系統，其順應自然、服膺天地的精神，更具安頓身心，洗滌靈性之效。

我在停藥之後，生活品質恢復以往，找回樂觀開朗的笑容。承擔責任的本質沒變，但已經過修正調整，做事而認真而不拼命，不辜負別人，也要忠於自己。

「利己利人」「自助助人」是我現在的人生觀，除了慈濟功德會和生活調適愛心會的志工服務，我以回饋的心，參加返老還童功的教練甄試，未來願意致力推廣此套功法。「簡單、易學、有效」是返老還童的特色，加上完全免費教學，這幾年已經有上萬人次受惠。

期勉與我有相同焦慮、失眠困擾的朋友們，能一起來練

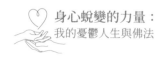
功，憂鬱一掃而空，每天心情都輕鬆，家庭事業全亨通。

與游添明對話的總結

1. 有著許多相同之處：從整個精神官能症的歷程來看，工作壓力的累積、發病身心的折磨、症狀的反覆、就醫的經過、與習性的奮戰、老婆的陪伴、到戒藥的來回、運動的產生作用，以至於認知徹底的調整，都找到極相似的軌跡。尤其促成到達成功期，產生利他思想是不可或缺的，添明有自己的事業要照顧，但還透過擔任返老還童功教練，帶領對身心有益的功法，幫助成員找到健康的方法；又擔任迪化街公益協會及愛心會的理事長，影響更多階層的人，也帶來自己的心智更堅定、心量更寬廣，看似幫助別人，真正自己獲益最多，是徹底脫離困境邁向康復成功最重要的因素。利他思想的持續擴散，帶動自己性格及人生觀的改變，這也是我們一起討論確認的最重要共識。協助病友時，除了穩定現階段的心緒，亦希望把利他的思想能適時落實到日常生活。

2. 顯著不同之處：添明的轉捩點從參加團療開始，除了藥物的幫助，進入了一個改變認知的支持團體，對疾病的治癒扮演起極關鍵的角色，對脫離症狀的時間也有大大縮短的效果。我個人的康復則是藉由一個重大

外在事件所帶來的拐點，比較是個人因緣式的，相對耗費較長的時間與等待。

重點提示：

1. 不管是志工、陪伴者、協助者，取得病患的信任與信賴關係是提供長期協助，觸發改變的第一要務。

2. 相對於病患，協助的重點從陪伴者開始，可以得到事半功倍的效果。首先讓陪伴者有了對憂鬱症的基本認識，採取耐心的陪伴，多元的治療嘗試，維持病患自己的基本生活能力，等待康復契機的因緣到來。

3. 透過集談會串起案例之間的互動與學習，真正做到經驗傳承與互相幫助，是該會持續進行的動力。

4. 根據接觸案例的統計：年老者的憂鬱症狀，大部分慮病在身體的病痛，把注意力及焦點都放在某個身體部位的不舒服；然而年輕者常將挫折一股腦兒歸咎父母，對父母進行情緒勒索，通常都有社交障礙，很難融入團體生活，平常活動力降低不甚明顯，但容易以極度情緒爆發作為宣洩。

5. 綜合12個案例分析發現，人格特質及工作環境改變（退休與裁員）是罹病的最重要因素。以頻率高、持續、個案式、接觸時間長、特質背景相似的互動方式協助的，改善程度越高。

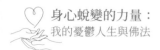
6. 病友必須把握身心狀況好的時段，進行認知及行為改變，也要利用心情比較平靜時，列舉並準備不舒服的時候可以做的事項清單，狀況來時已無法思考，此時就馬上依照這些清單執行，降低當時只會空想茫然的不舒服。

7. 投入當志工，把焦點從自己轉移到別人身上產生利他思想，助人自助是改善病情很重要的因素。

生命探索讀書班
與正信佛法的領略

◎生命探索讀書班的介紹

◎佛學與學佛

◎佛法基本觀念與常見名相的領略

　　2012年我加入愛心會當志工，在當時理事長蔡香蘋的鼓勵下，隔年開始參加湯老師與方老師主持的生命探索讀書班，開啟了一段持續學佛並運用佛法義理在電話志工協談中、會面面談上及團療志工分享裡幫助病友的因緣。也確切地釐清了自己個人的宗教信仰是承襲歷代祖先留下來的傳統民間信仰，與精進學佛並無必然直接的關係，而且這段期間帶來人生最亮麗又最平靜的一個階段，對個人了解生命的歷程，找到生命的主軸有著極大的裨益，更體驗到生命中的痛苦是帶來成長超越的最大動力，在在都是生命長期的功課。回顧自己憂鬱症復原的過程，除了醫療系統的協助、親戚朋友的陪伴、個人身心健康五寶的持續執行等因緣和合外，學習佛法是讓我徹底擺脫憂鬱症，從康復期進入成功期，改變人生觀與性格（**修智慧**），長養出利他思想（**行慈悲**）最重要的關鍵，希望能藉此園地來分享個人相關的心得與體認。

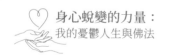
◎生命探索讀書班的介紹

　　生命探索讀書班，這是一個由飛揚長青協會與愛心會合辦的讀書會，每兩週一次、每次兩小時，由湯正明老師主講，方孝珍老師協助，已經持續十幾年，採免費的方式，課程的主軸是將佛法應用到日常生活中，成員沒有任何限制，少則5、6位，多則十來位，其最重要的精神在形塑一個沒有對錯、自由自在的討論與學習氛圍。我個人參加了八年，是藉由《心經》、《無染覺性直觀解脫之道》、《大開悟》、《六祖壇經》、《金剛經》等佛教經文與內容進行分享討論，以期能在日常生活中落實應用。透過這個因緣，我也從點而線而面開啟了佛法研習修行之旅。

　　然而學佛的因緣不可思議，彷彿在我參加生命探索讀書班之前就隱約種下，退休後歷經一年（2008～2009年）生不如死的躺床期後，在一次鄰居聚會上，我認識了時任法鼓山文山區召集委員的陳如秋師姐，由於她的接引，我開始與法鼓山結下不解之緣（請參閱第九章如秋師姐的側面觀察），當然一開始都是參與一些單純體力付出的工作，偶而陳師姐也會提供一些聖嚴法師的書籍供我參考，但那時我的佛緣尚未成熟，都將它們一本本束之高閣，沒想到，這幾年這些書籍發揮了相當的作用，至今我看過的聖嚴法師著作已不下二、三十本，而且聖嚴法師的人間佛法、智慧隨身書及

禪法在生活上的應用，更成為我幫助精神官能症朋友最重要的依據。

幾年前，有位退休同事贈送的一張寬謙法師《心經》DVD，引發了我到北投「覺風佛教藝術教育園區」參加寬謙法師讀書班，更進一步連結出我深入探索佛學的因緣。如今學佛已經成為我每天的固定功課，除了每週定期到覺風上課討論外、平日在家中也會透過各種直播講座，或聆聽寬謙法師的電視弘法，或研讀聖嚴法師的著作來薰習佛法，而且除了出國或有事要辦之外，幾乎未曾中斷。

如上所述，除了醫療系統的協助、親戚朋友的陪伴、個人身心健康五寶的持續執行等因緣的和合外，學佛卻是讓我徹底擺脫憂鬱症最重要的關鍵——去除我執達於身心柔軟的境界。下節起茲將個人幾年來對學習佛法的心得與應用進行分享，供憂鬱症朋友有心利用佛法進行心智認知調整，脫離困境的參考。因為個人曾經利用機會到師大心輔系上過心理相關的課程，也在景興國中接受過認輔人員儲備培訓，發現佛法尤其是唯識系的說法，在身心境運作與分析上更形深細，所謂佛法重「心法」，更能提供精神官能症病友對身心狀態的了解，進而為認知改變與行為調整，提供良好的立論參考。根據聞思修（證）三慧，以下的學佛心得，乃根據自己多年來聽經聞法所領悟，再透過整理內化、分享及體驗所做成，是屬於聞、思的階段；而第七章的佛法應用則是屬於

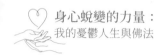

修（證）的階段。

◎佛學與學佛

什麼是佛教？

　　簡而言之，佛教就是佛陀的教化，也是心的教化，心的教育，更是生命的教化，生命的教育；心的範疇即是空間，生命的範疇即是時間。佛陀就像是位大導師，把悟透的大自然（宇宙人生運作）的真理法則，以各種方法說法教導世人。根據淨空法師的分析，佛教非宗教，因為佛陀非創世主，只是將他發現大自然運作的真理法則分享給眾生。所以正信佛教非怪力亂神、非神通神明，而是要依法不依人，強調修行在修自己。這是佛教與其他宗教最核心的差異，其他宗教認為神造大地，神造世人，佛教認為山河大地都是自己意識的顯現，一切唯心所現、唯識所變，所以佛教強調內修，有別於其他宗教的外求。而佛學乃探討心與生命教育的學問，訓練邏輯思考的學問，應用基本常識的組合與連結。而學佛的重點是要把邏輯思考的結果付諸行動，貫徹聞思修（證）三慧，修行的落實是要透過戒定慧三學的六波羅蜜，進行自己行為的調整與修正。詳細的聞思修三慧、戒定慧三學、六波羅蜜之意義，將在後面的篇章進行詮釋。

正信佛法的要義

所有的宗教信仰，最重要的就是信教的信心。正信佛教與迷信宗教的信心層次不同，迷信是盲信瞎練，正信則有三種層次：信仰、解理、實修，從相信一個流傳兩千多年沒有消失，而且經過不同階段的高僧大德、學者專家不斷集結發揚的真理法則，到自己的內化整理體悟，以至於變成可以做為個人行事處世的依據，才是正信佛教的真正意義，也與聞思修三慧的三個階段相輝映，相關內容將會在後面做更詳細的詮釋。

正確的佛教信仰必須「解行並重」、「知行合一」、「即知即行」，以正確知見修行佛法，才是正信的佛教。佛法如果不實修「證驗」，只停留在因感應而起的信心，很容易誤入怪力亂神的迷信而不自知。例如見到神蹟放光、顯靈，很可能改變信仰；或見到佛菩薩現身治病，很可能轉信附佛外道，最終反而變成對神佛的執著煩惱心。要以證信通過親身體驗，感受到學佛後身心變得更柔軟，待人接物更具智慧，生活變得更自在，得到種種佛法受用，才能不被怪力亂神動搖，而產生真正堅固的信心。

以三法印或一實相印確認佛教正法

三法印即「諸行無常、諸法無我、涅槃寂靜」，是佛教的術語，是三項標準如同印信一般用來驗證是否為佛教正

法，後來的大乘佛法則以更簡單一個實相印的「性空」來確認，相對於世間法的差別相、顛倒相、虛幻相，佛法的諸法有一實相，即是空相，而空相並非空空如也之相，是平等平等的實相，我將會在基本觀念章節再對其做深入探討。

什麼是佛法？

　　佛法即萬法，一切法，它原原本本、如如實實的存在著，存在於我們每天生活的周遭。佛陀成道之後，將這些大自然（宇宙人生）運作的真理法則透過四十五年的說法傳於世人。真理法則是本來如此、必然如此、普遍如此、永遠如此，不是誰發明創造的，是宇宙人生的本來面目，是佛陀透過慎深的觀察、體悟、實證後發現的真實相。佛法是一切法包括世間法與出世法，亦是有為法與無為法的總合，**世間法重法相，出世法重法性**，常以相有與性空做描述比對，相有已是形成的果報，性空的領悟才能深入了解因緣，當下用肉眼看到（八識中的五根與五境）的都已是相有結果的果報體，修習佛法訓練慧眼的開展（八識中的第六、七、八識）才容易了解因緣帶來的過程。出世法講求究竟，是目標，相對的，世間法處理多變的相有現象，可以方便為手段。

　　相有與性空是一體的兩面，如下的示意圖，相有如世間的得、有形物質的得（形而下），相對的性空是出世的得、無形心理的得（形而上），兩者是處於平衡狀態，當相有多

時，性空就會少，世間的有形物質獲得時，相對地帶來出世的無形心理的損失（希望更多的貪念起），相反地，世間的有形物質損失時（如財布施），相對地會帶來出世的無形心理補償（愉快），亦即所謂「得是失的開始」、「失是得的開始」一體兩面的意義。當今社會的現象不也是如此，物質世界追求的極致發展，精神心靈上的提升卻相對退化，焦點越集中在物質上，必然無暇顧及精神層面的發展。許多經典偉大的思想，大多出現在物質極度匱乏的地區或人物，就是此一道理。

凡事都有一體的兩面，沒有絕對的好、絕對的壞，不管是自己的選擇或者是被迫的選擇，隨順因緣只要在選擇的路上，盡力把它做得更好，接受選擇路上產生的好與壞。修習佛法透過融相卽性、攝相從性、泯相証性、滅相涅槃的過程，逐漸由相有的著相思維，轉換為性空的涅槃清淨境界。

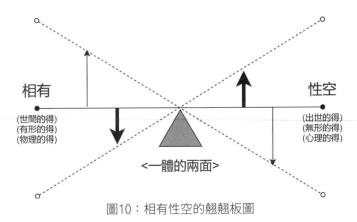

圖10：相有性空的翹翹板圖

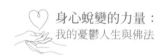

量子理論與佛法的會合

世間的世是時間，世間的間則是空間，出世法的作用在揭示超越時間、空間束縛的方法，須啟動具有想像力的慧眼來超越，卽是法身慧命的意義。世間法處處可見人的執著，出世法強調放下，佛法是處理心（煩惱）、生命（生死）的方法，在大乘三系中的唯識系是從法相、現象界看佛法，而中觀系是偏重由法性、理性界看佛法。我個人是理工背景出身的，研讀佛法過程中，也常希望透過已知的科學知識來做理解與連結。量子理論誕生後，讓佛法與科學在這個時代微妙的會合，如下借用描述量子理論的薛丁格方程式（Schrodinger equation）進行一切事務（萬法）的說明與連結對比，應該可以得到更清楚的詮釋。這個方程式指一切事物由一個實數及一個虛數組成（三者都是時間r與空間t的函數），對應於佛法的一切法由相有的世間法與性空的出世法組成，也就是有形的果報來自於無形的因緣，來解釋所有宇宙人生的運作法則，漸漸使科學與佛學走到了對應的交叉點。對這方面有興趣的讀者可參閱三采文化出版李嗣涔教授的著作《靈界的科學》及網路上法源法師《佛法與科學》的影片。李教授依循如下量子方程式認爲，我們的一舉一動、一思一維都會產生兩個訊號，一個是看得到、在世間的實體訊號（R），藉由個人前六意識運作，多爲果報現前；另一個訊號則是看不見、感受不到的虛數訊號（iI），儲存

在七、八意識，此亦即佛法中所說的業力，是果報現前的因緣所在。

量子方程式 (Schrodinger equation)

$$\Psi\,(\vec{r},\ t) = R\,(\vec{r},\ t) + iI(\vec{r},\ t)$$

一切事務	物所構成	意識(抽象)
	自旋幾何結構	

實數 (有形)	虛數 (無形)
相有	性空
果報 (身)	因緣 (心)
粗分別	細分別
陽	陰
世間法 執著	出世法 放下
不二 描述整體性	

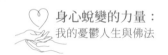

　　時下的傳統電腦有如世間二分法的二元世界，以0與1的位元形式處理資料；未來的量子電腦以如出世法的無限多元法界，以0與1任意比率混搭的量子位元處理資料，它強大的超越能力只能以佛法的不可思議來想像，彷彿有往瞬間能處理一切事務的方向邁進，難道量子電腦的極致發展是末法時代的來臨嗎？

　　如下圖量子能帶不是連續的能帶，基態與激態的高低能帶之間存在著能量差的缺口，必須累積到足夠的能量才能克服存在期間的能量差而跳到上層的能帶，否則還是會退回原來的能帶。就如同佛法的法界之間存在著能量差，須藉著漸修方式的長時間修行，慢慢累積能量，而能到達頓悟狀態的呈現，進而跳脫現況進入上層的法界，突破的瞬間往往來自先前許多的漸修功夫，這些功夫讓潛能逐漸累積，直到足以釋放重大的改變。日常管理的PDCA循環就在基態上運作，再配合專案管理的進行，去除自身的壞習慣，培養好習慣，來躍至上階層的激態。六祖壇經所載的神秀偈頌「身是菩提樹，心如明鏡台，時時勤拂拭，莫使惹塵埃」，而惠能的偈頌「菩提本無樹，明鏡亦非臺，本來無一物，何處惹塵埃？」這正是漸修與頓悟的經典對比，也是各自從世間法的相有與出世法的性空之不同角度來看佛法，雖惠能顯現的出世境界較高，但神秀的入世做法卻讓更多人得以理解與追隨，所以可說是各擅勝場、各領風騷，兩者涵括了詮釋佛法

的全部面貌。質能不滅、質能轉換也是以科學的角度，來看佛法中如質量的相有，如能量的性空，彼此之間是互爲依存及轉變的。

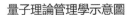

量子理論管理學示意圖

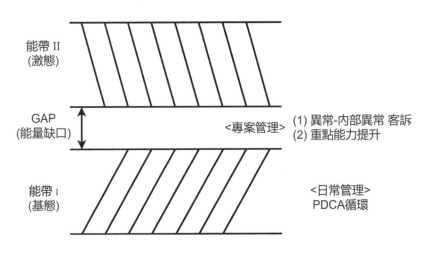

圖11：量子理論管理學應用圖

學佛的目的

　　個人認爲各項學習前的目的之確立，有著極其關鍵重要的地位，事關方向的定位與手段的選擇，個人的體會學佛的主要目的在去煩惱了生死，讓自己時時處處心寬體鬆，自在解脫，達到輕、柔、鬆、軟、慢的境地。對佛教的認定已是

歸屬於大自然的信仰，而超越對宗教的信仰，也確認了個人宗教信仰是承襲祖先的傳統民間信仰。佛法是萬法，包含並超越所有世間法，但得把握人身難得，修行只能在人間。學佛法效法佛陀的精神，始於發菩提心：「上求佛道、下化眾生」，力行菩薩道，貴在即知即行，帶來身心合一，而非知易行難，徒增無數的煩惱。學佛則是藉著修智慧行慈悲，增加對自我及環境了解的機會，除了能了解此生世俗的種種現象及運作外，更能試著超越世俗的時間空間束縛，領悟生生世世生命的真諦，不斷持續內觀修煉，進而出離煩惱，達於清淨自在的境界。茲以下圖示來做粗淺的示意，藉著學佛發菩提心，把握修智慧（向上，上求佛道）、行慈悲（向善，下化眾生）的核心，可以從自私、煩惱束縛的凡人心態超脫，超凡入聖漸而成為阿羅漢的自利、解脫、自在，再提升為如菩薩般的利他且世入世出無礙的廣闊心胸，最後轉化為清淨無染的佛如來境界。

　　所以真正要進入正信佛法的領域，首先必須與傳統民間信仰中的怪力亂神、神通神明、求神問卜等根深固著思維先行區隔，將修習的佛理透過自己的「聞、思、修、證」系統，把握身心合一的即知即行信念，去除累積煩惱的知易行難偏見，進行不斷地循環與超越。

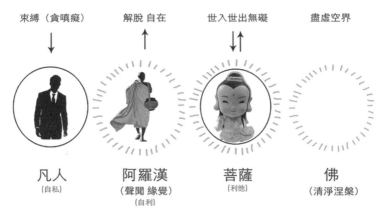

束縛（貪嗔癡）　　　解脫 自在　　　世入世出無礙　　　盡虛空界

凡人
(自私)

阿羅漢
(聲聞 緣覺)
(自利)

菩薩
(利他)

佛
(清淨涅槃)

圖12：凡聖境界演化圖

◎佛法基本觀念與常見名相的領略

　　自從加入飛揚長青協會的生命探索讀書班，開啟了持續學佛的機緣，至今也已八年多了。從懵懵懂懂的接觸佛法，了解佛經中的諸多名相，到發現它的美妙，進而每天看佛法相關書籍，聽電視弘法節目，參與法師或居士的讀書會，以至在生活中體驗到它的無處不在，也能慢慢地轉換運用到處事待人上。由於不只是當作單純信仰及理論研究，經過不斷地實作與回饋，如今更進一步成為幫助精神官能症病友擺脫焦慮、憂鬱等情緒的利器與媒介。茲將其中個人體驗的若干重點心得整理分享如下，進入佛法的領域若能先把最基本的觀念釐清、對常用的名相有一些了解，打下學佛的基本功，對往後的修行及深入佛法領域，必然能帶來水到渠成的效

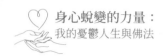

果。

　　我個人在開始接觸佛法時，也常遇到諸多佛法相關名相的困擾，後來利用手機或電腦即時進行google搜尋，先略知其意義，一點一滴的持續累積，久而久之由線而面擴大，慢慢就可以登堂入室一窺究竟。另外，一門深入也是個接近佛法的選項，《心經》常見的版本為玄奘法師譯本，共260個字，是佛法相關經典的濃縮，是佛法中心的中心，可以在Youtube上找到很多解釋的影片，不斷觀看很快就會有所領悟，個人深入佛法的因緣，就是由寬謙法師的《心經》DVD所帶動。另外，每天觀看電視弘法節目、參與佛教道場舉辦的佛學相關課程，都是有興趣的讀者很容易親近佛法的管道。

●大乘三系

　　佛法經過兩千年多年的演進，各部派從不同角度來詮釋，各有各的立論基礎與系統，為了能有些大方向的了解，研讀佛學之前，把各系基本觀念先釐清，才不會造成諸多的誤解與困惑。佛學大師印順導師將大乘佛教分為「**性空唯名**」、「**虛妄唯識**」和「**真常唯心**」三系。依三大系的主流中心來說：性空者以為唯是假名施設；虛妄者以為唯是識所變現的；真常者以為唯是自心所顯現的。因此，又稱之為**唯名、唯識、唯心**，也簡稱為**中觀系、瑜珈系、真常系**。　依

次性空唯名成系最早，虛妄唯識次之，唯心眞常最晚。眞常系理論比較簡單，且容易理解與信仰，目前是台灣最盛行的學派。以下摘節自《佛法概論》（教典略說）pp.35-37，簡單說明大乘三系之來龍去脈；若有機緣繼續探討，可參閱印順導師的相關佛學著作集。

1. 起初，立足於「般若」性空的南方學者龍樹，深入《阿含經》與古典《阿毘曇》，作《中論》等，發揮中道的緣起性空說；肯定「法空」是《阿含經》本義，卽緣起法的深義；在三乘共空的立場，貫通大小乘，說有與說空。

2. （約西元四世紀初）立足於緣起法相有的北方學者彌勒，也同樣尊重《阿含經》。他的思想由弟子無著編集爲《瑜伽師地論》；這是從說一切有系思想中，接受大乘空義而綜貫，解說。

3. 當時繼承「空相應大乘經」學風的學者，思想轉入眞常不空的唯心論，形而上的佛性本有論；傳出經典如《勝鬘經》、《無上依經》、《大般涅槃經》、《金光明經》、《楞伽經》……等。

●因緣

佛法認爲一切事物現象的發生，主要根本條件爲「因」，間接配合就是「緣」。各項的「因緣」俱合，自動

排列組合就會形成果報現象，相反地因緣離散，已形成的果報現象就會消失。因緣法是佛法的根本，是一切事物運作的依據，也是開啟智慧接近佛法的基礎，許多高深佛法的概念也都是從因緣的深細觀念所延伸出來的，所以理解因緣法並廣加應用，真是修習佛法的重中之重。而且我們的每一個起心動「念」就會形成一個因，相應了適當的助緣就會形成果報現象，可見時時刻刻培養出「存善念、去惡念」的習慣是多麼重要的事情。外顯粗糙的果報現象，看似不平等，但若是拆解其深細的內在因緣卻是極其平等的，因為它們都非恆常不變的、非單一的、非可主宰的，也就是一切事物都是無常多變的，都是因緣自動排列組合而形成的，但相對地也會因為這些因緣的離散而消失，即所謂物質的成、住、壞、空，以及人的生、老、病、死，均是在說明此一義理。

　　個人對因緣最大的觸動是讀到八識規矩頌前五識第二頌偈文的「五識同依淨色根，九緣八七好相鄰」，眼睛看到東西這麼簡單的事情，需要器官、外境、距離、光線、注意力、判別以及各類深層意識等的九個因緣俱合才能產生。耳朵聽見也要八個因緣，鼻、舌、身的功能也需要七個來完成，可見佛學在分析事情之精細與深入，也讓我感受到因緣帶來的無限威力。

　　爬家裡附近的仙跡岩是我每天固定的重要活動，沿路欣賞步道旁的花草樹木，賞心悅目、心情愉快之餘，都會讚

嘆因緣在大自然無所不在所扮演的角色，這顆樹、那叢草怎麼剛好就長在這個位置，而長成這個樣子，種子的來源、風向及大小、陽光的照射、周遭的狀況……等都是形成的因素，是那麼無法掌控的排列組合而形成了現在看到的景象。退休之後就有這樣的感觸，年輕工作的時候，開車的時間佔據大部分的時間，對環境的感受都是快速、表淺的，車子賣掉以後，有了很多走路的機會，才發現與周圍環境的互動變多了，看東西的角度變細膩了，原來慢了下來才能看得更深入，更能了解因緣變化，才有了更多「活在當下」好好觀察欣賞的機會。第三章所談的建立迷你習慣即是當下須要努力的小因緣，未來的成果即是所謂的果報，它自然就會慢慢呈現。

運用因緣的觀念，讓我們比較容易把焦點從有形的現象果報上移開，降低**執著著相**的感染力道。一件事情發生後，如果我們開始思考它發生的源由，把時間與空間從當下這一點往回延伸，注意力的焦點可以從具有很大壓力的一點，擴散到由之前的時間與空間形成的一個面，相對地壓力就會逐漸變小，心情也可以相對輕鬆起來。譬如發生車禍，憤怒不安的情緒必然隨之驟然升起，如果馬上燃起慈悲的心，開始幫對方思考他不會平白無故來撞我，必然是因為如何如何……的原因，此刻憤怒不安的情緒就會得到相當的化解，心裡可以慢慢的釋懷，進一步就可以相對平和地來處理後續

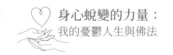

的事情。我們肉眼直接看到的都是形成以後有差別相的果報現象，唯有透過修習佛法，不斷練習**深觀因緣法**具平等相的慧眼，提供更深入的觀點與看法，來渡過各種無常帶來的困境與痛苦。這也是所謂的「心無法安住在已形成的果報現象上（所以要隨緣於結果），相對容易安住在過程的因緣上（盡分於過程）」的道理，心安頓下來，人輕鬆情緒穩定，對事情的判斷力自然變好，就容易抑制衝動的情緒反應進入理性思考與行動的層次。深觀因緣法有如影片裡的慢動作播放，讓我們可以把過程看得更清楚，對事情演變有更深刻的理解，而**唯識**有如影片中的定格，畫面停下來讓我們可以仔細的觀察到各種細微現象，兩者都是訓練慧眼不可或缺的工具。

　　十二因緣亦稱十二緣起支，是佛教重要的基礎理論之一，是佛陀自修自證得到的真理，分別是無明、行、識、名色、六入、觸、愛、取、有、生、老死。十二因緣的循環在「此有故彼有、此生故彼生」，因果相續而無間斷，使人流轉於生死輪迴大海，而不能出離解脫，即所謂的流轉門，茲以寬謙法師整理的如下圖表進行進一步的說明。生生不息的生命，依順著過去世的無明、行，現在世的識、名色、六入、觸、愛、取，以及未來世的生、老死，不斷的運轉，以至於產生無盡的惑、業、苦循環，不得解脫，此部分也就是四聖諦的集諦與苦諦。

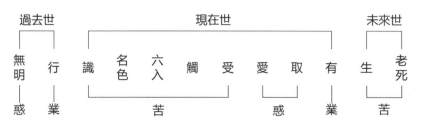

圖13：十二因緣之流轉門

　　爲了跳脫流轉門持續的運轉，可以在這一世透過修習佛法，修智慧行慈悲，深觀因緣法，落實法性空慧，長養法身慧命，如下圖中的示意，得以明「觸」滅「受」，明白對環境是有接觸到，但不因接觸到而心波動生樂、苦受，生起貪、瞋心，在此處剪斷無休止的長鏈，導向「此無故彼無、此滅故彼滅」，形成還滅門而得到眞正的解脫，也就是心清淨，此部分也就是四聖諦的道諦與滅諦。

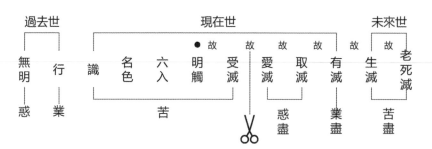

圖14：十二因緣之還滅門

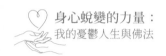
●般若

（ㄅㄛ ㄖㄨㄟˋ，依義不依語，發音沒有關係，此處
乃採用覺風佛教藝術學院寬謙法師的唸法，它是疏通劑，用
來否定自性妄執）

般若是一種圓滿的大智慧，是了解佛學最重要、最基本
的元素。如果說佛法的精隨以最簡要的兩個字來表達，「般
若」應該是最貼切最傳神了，它也是最高的指導綱領了。
《心經》、《金剛經》就是以它為主軸，可以用簡單的四個
字「緣起性空」來闡述般若智慧。「緣起」在描述現象界的
緣生緣滅，萬事萬物會產生，也會消滅，會變有也會變沒
有，屬於物質及感官面層次的範疇。「性空」是在描述一切
現象的本質，主要在否定自性妄執，認為萬事萬物（1）沒
有不變的（無不變性），（2）沒有唯一的（非單獨性），
（3）不能主宰的（非實有性），屬於精神及心靈層次的範
疇。若能先接受性空的這三個特性，進入佛學的境界就容易
多了。而且也就是因為有了這三個特性，才帶來萬事萬物緣
生緣滅千變萬化的各種現象。而「般若波羅蜜多」則是在說
運用般若大智慧，可以讓我們從煩惱的此岸到清淨的彼岸，
是透過入世的緣起（緣生緣滅）穿越此生、深觀出世的性空
而連結生生世世的智慧。行慈悲、修智慧是佛教的兩大主
軸，行慈悲（向善）是各種宗教所共有的，而修智慧（向
上）尤其是講求深層「緣起性空」的般若法性空慧是不共其

他宗教而特有的，也是佛教特別強調的部分。

●五蘊

亦稱爲五陰或五聚，有積集聚合之意，人類運作的基本要素：色蘊、受蘊、想蘊、行蘊、識蘊，除了色蘊是物質外，其中四蘊都是心性的範圍。當物質的事物或現象發生後（包括人的身心及外境），我們就會有所感受，進而會產生想法，接著導引出後續的行動，而行動就是由意識的累積所形成。佛法強調人的生命體是五蘊和合而成，並沒有一個永恆不變的實體存在，是因緣生而有、因緣滅而無，是爲五蘊皆空。色蘊中的四大（種），爲地、水、火、風，它是構成所有物質的基本要素，佛法不只講「相」也講「性」，其中地代表堅性，水代表濕性，火代表煖性，風代表輕性。佛法是以五蘊、十二處及十八界等名相來詳實解說人的生命現象，有興趣的讀者可以參閱印順導師的《大乘廣五蘊論講記》。

●不、無、空、非

這些字在佛法上經常出現，也是最不容易理解的名相，但卻最能彰顯佛法的核心義理，在《心經》260個字中就出現了36次，在加上類似字義的異、滅、盡各2個，總共是42次，足見它們在詮釋佛法的重要性。這些名相本來就存在很

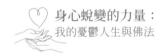

多層次的意義，個人認為最粗淺的意義是不（無、空、非）不是沒有，是變化的，是不受影響的，是在描述「變是唯一的不變」的真理，如心經中的不生不滅，不是沒有生滅，而是生滅不斷的循環變化，是大自然持續運作的基本法則，有生的階段也有滅的階段，生生滅滅、滅滅生生，起起伏伏。

　　若能理解此一義理，就可以漸漸不受生滅的牽絆。我們可以把這些名相看成是否定式符號或是逆向思考，甚至是矯枉過正。因為當大好的時候，壞已經在醞釀出現，當得到的時候，失去必然也漸漸在接近；而在中午日正當中最亮的時刻，黑暗已經悄悄加進來了，慢慢由亮變暗，到午夜最暗時，亮的成分又進來了，每天的日夜循環就是如此。若再加上時間長期的因素，短期的得將帶來長期的失，短期的失又是長期的得之開始，而得失之間端看自己能否以智慧來拿捏。俗諺常說：「吃虧就佔便宜」、「禍福相倚」、「物極必反」、「否極泰來」，其意義也在此。因此，當大好的時候，我們不能一直沉浸在其中，應該要有反面的思考與準備，那麼對整個事情的演變及發展就會有相當的幫助。

　　從哲學角度來看，這也是一種反思的提醒，藉著不斷深入、多元、多層次的反思來突破自己的慣性思考與概念框架，挑戰自我想法的邊界，探索未知的領域，才有成長蛻變的機會。另外，為了從粗淺的世間法（法相的現象界），轉向深度細膩的出世間法（法性的理性界），不、無、空、非

的否定式思考習慣是非常需要的。因此不讓事情一直停留在固著的角度與循環之中，我們應該常常帶著正向的心態以及逆向的思維，尤其眾生在世間因無明常起顛倒相，唯有透過不、無、空、非的否定式思考習慣，才能啟動清明智慧的契機。

不、無、空、非的否定式符號就如數學符號的負號（－），在所有的單字、名詞、句子、觀念、想法前面都可以加上它，當我們有機會去思考一體兩面的另一面時，必然可以增加我們的思考深度，也可以擴大自己的心量。《心經》中的不生不滅，不就是在表達宇宙間持續不斷生滅之緣起性空的般若義理嗎？這種負號的思考習慣，可以帶來全然不同的思考角度，例如「問題」出現時，前面加上一個反向的負號，不就變成「答案」了，這將讓你把焦點從問題上面抽離，而開始有機會去思考改善問題的方法。一個人使用輪椅，輪椅到底是限制他、還是解放他，不也是一體兩面、非常相對兩端的思考。下一節我將會再說明佛法中的「煩惱即菩提」，「生死即涅槃」的義理。

「無我」是佛法的核心思想，它有別於當時印度盛行的神我、梵我等有我的思想系統，無我在世間法可以看成是變化的我、非固定的我，每天扮演著不同角色的我，父親、子女、主管、部屬……，所以不預設立場、隨順因緣、多元思考將會讓心量變得更為寬廣，對事情的推動也會更順利。

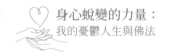

出世的無我，則更進一步把自性妄執拿掉，放下自己的偏見與執著，尤其是碰到一直無法解決的問題或遭遇長久的困境時，必然是自己的想法及作法已經不適用了，此時如果能夠放下己見，打開心胸，懷著一顆柔軟的心，聽聽別人或專家的意見及建議，就會比較有脫困或突破的機會。

「諸法空相」就是諸法實相，非空空如也之相，乃平等、平等之平等相，此乃超凡入聖的聖者所見到的現象，非一般凡夫眾生可以輕易理解之現象。不過，它必須從深觀因緣法開始，讓平等隨機運作組合的因緣思考成為主軸，才能逐漸脫離凡夫眾生的習氣。

佛陀放棄苦行後於菩提樹下，夜睹明星而悟道，並提出**「不苦不樂的中道行」**才是修行的正道，更是中道不二的最佳驗證。如同在第二章所提過的，凡事過猶不及都不好，然而中道、中庸、平衡是動態的，首先要能有自我覺察的能力，尤其是在當下面臨問題或困難時，自己是否一直往一邊傾斜，若是能夠有正確的覺察，就容易適時及時的進行調整與排除。

我們常常提到的**轉念**，其實不也是佛法中不、無、空、非的否定式思考的運用嗎？當我們碰到已經無法處理的困境，而且所有的方法都已經試過，此時轉念至少會讓心脫離膠著狀態，讓心緒比較穩定，這將有利於處理後續的問題。所謂山不轉路轉，路不轉人轉，人不轉心轉，就是此一道

理，它運用了兩次否定式的思考；又如把吃苦當吃補、空想無益、把思想化為行動、去做就對了！等等的團療格言，都是這種否定式思考的例子。

又如在現實中，男女之間常常希望對方愛你，但如果運用否定式思考，何不反過來，就是我先去好好的愛對方。這種反求諸己，化被動為主動，而且把希望化為行動，將會更為踏實。外求的快樂何其難，何不內修？相反地，己所不欲勿施於人，也是一樣的道理。回溯我個人能夠康復又能維持長期穩定的身心狀態，甚至開始活出不一樣的人生，也是與不斷地薰習與運用不、無、空、非的否定式思考，有著密切關係。

●佛說○○，即非○○，是名○○

這是金剛經中很經典的一句通則敘述，○○可以是任何東西，也是綜合佛法整體的一套概念，呈現出佛法的最基本架構。讚嘆佛陀在兩千多年前就已經領悟現代量子理論的薛丁格方程式（Schrodinger equation）所要傳達的意義，亦與所謂的「**若見諸相，非相，即見如來**」是互相輝映的。萬法（一切法）包含了三個階段，三種層次，茲整理出下表來進行說明佛法的重要次第與邏輯。對照此三段字在深淺程序上，從**說**的「文字般若」、而**即非**的「觀照般若」、到**是名**的「實相般若」，亦即是由粗的前五意識之「聞」，而進

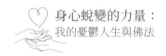

入細的第六意識之「思」，達於深細的第七、八意識之「修證」；境界上，是藉由修練從重視有爲、果報、世間法的凡夫，成爲重視無爲、因緣、出世法的阿羅漢，達於出入無礙而一體的佛菩薩地步。此亦卽世俗所謂的「見山是山，到見山不是山，最後見山又是山」的三種境界。

說○○	卽非○○	是名○○
文字般若	觀照般若	實相般若
聞（前五識）	思（第六識）	修證（第七八識）
凡夫	阿羅漢	佛菩薩
世間（有爲）	出世（無爲）	出入無礙
果報	因緣	因緣果報
見相	非相	卽見如來

●執著

執著是指對某一事物堅持不放，不能超脫，泛指固執或拘泥，也就是放不下、非常在乎、介意自己的想法與看法，或立場、態度及身分。有了執著就是煩惱的根源，深的執著就是大煩惱，淺的執著就是小煩惱，從食衣住行等小習慣的執著，一定要吃什麼東西、不吃什麼東西；喜歡穿什麼顏

色、什麼式樣衣服；不喜歡什麼顏色、式樣衣服……等等，看似小事情，但長年累積下來就很容易成為限制自己牢不可破的思維模式及行為準則。一旦碰到大問題通常只會有一種解決方法的思考，形成框住自己無法跳脫的障礙。每個人或多或少都有執著的問題，當然程度上會有很大的差異。平常相安無事，但遇到環境重大改變（親人離異、工作變化、天災人禍等），執著程度高的人就容易無法調適現況，而產生情緒較大的波動，甚至影響日常生活造成生病的症狀。執著就像個重錘，把我們一直往下拉，拉到三惡道的法界，讓我們好像墮到如地獄般的處境，於是不斷修習否定自性妄執的般若智慧，正是對治執著最好的藥方。

●諸行無常

諸法常無性，佛種因緣生，「諸行無常」是正信佛教的第一個法印，意指一切事物及現象都在流轉變化，因緣和合而生，因緣離散而滅，所以也是上述因緣促成的結果，「變是唯一的不變」這句話，是深印在我腦海中的經典生活格言。無常即是生滅，來自於因緣俱合與離散，有生的作用力就會有滅的反作用力產生，這就造成我們看到周遭所有事物千變萬化的主因。而面對無法掌握的無常環境，不預設立場，只問耕耘不問收穫，處理事情抱著因時、因地、因人制宜的態度，才是最好的對應方法。所以好壞、是非、對錯、

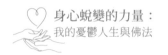

善惡等兩元選項，將變成是相對的概念，經常是一體的兩面，有好有壞地正反相伴出現，而且會隨時間、空間而有所不同。能夠建立中道不二、多元的處事態度，將會讓個人的見地與心量，煥發出更寬廣的彈性和幅度，在面對各種困境與問題時，可以產生更大的力量與智慧去因應。回想個人過去經歷的多年重度憂鬱幾近失能的過程，當時總覺得是世界上最糟糕的遭遇，如今卻會感念它是老天的恩典與最好的歷練，事情的好壞，隨著時間的改變，真是有著上天堂下地獄的莫大差異。無常帶來不能接受的逆境，相反的，無常也在促發反轉為順境的可能性，真是所謂的「水到絕境是風景，人到絕處是重生」，「未經一番冬雪寒徹骨，那來陣陣春梅撲鼻香」沒有跌到從未經歷的谷底，何來站上從未到達的高峰。

●善念惡念

念頭是人可以改變的最小單位，相當於佛法中身、口、意中的意，是一切行動的起源，所以如何分辨善念惡念，來養成行善止惡的習慣，是非常重要的。平心而論，念頭的改變應該是我們自己調整想法改變行動最簡單的事，但常常當我們聽到不同的意見或想法時，馬上會認為不可能，歸根究柢都是我們的慣性、執著（佛法稱末那識或第七意識，我執）在作怪。聽經聞法修智慧就是希望我們漸漸放下我執，

接受更多元的思考，讓心量變大，從改變既定的念頭開始，往更自在解脫的方向邁進。

我個人生病的經歷中，就體會到這種一念天堂、一念地獄的兩極化感受，最關鍵的變化就是對善念、惡念明確定位的察覺，當我有念頭生起時，就會以善念為「清淨，利他」，惡念是「煩惱，自私」的標準來衡量，當確認是善念時，就讓它存在並動手去執行，若是惡念時，就盡快讓其消散殆盡。當然過去的惡念，除非有助緣來引發果報現前，已經形成業力存在，所以必須多升起善念，多行善事，讓善的濃度增加，惡的比例減少，有這樣明確定位的察覺，將會讓自己擺脫惡道的糾纏，而逐漸走上康復解脫的康莊大道。

●菩提心

發菩提心是成佛之道的起源，也就是行菩薩道，即上求佛法（修智慧），下化眾生（行慈悲）這兩大主軸，也可以如來心、菩薩行來形容。簡單來說，就在不斷落實學習與助人的志業，這也是人生最快樂的兩件事，剛好是當各種志工最常接觸的兩大範疇，所以我經常會鼓勵病友們珍惜把握當志工的機會，它看似在幫忙別人，其實是在幫自己，其所帶來的效益是不可限量、不可思議。

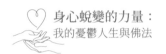

●煩惱即菩提　生死即涅槃

這是接觸過佛法的人都能朗朗上口的偈語，是非常有意境的一句話。每個人都得經歷相當程度的煩惱，才有可能超越煩惱，也要在經歷死亡的威脅後，才有機會擺脫生死的束縛。但超越的前提，是要全然的接受，這是大部分人無法克服的心魔，因為每當煩惱現起時，通常一開始是不願意接受，並會極力去對抗，因而會掉落煩惱的漩渦裡越陷越深，然後煩惱就一直如影隨形、常伴左右，成為長久壓力的一種根源。

所以要擺脫煩惱的第一步，就是不排斥並接受它的出現，甚至做些其他的事來轉移焦點，讓它的威力隨時間慢慢淡化。煩惱是個人特質的表現，有人泰山崩於前而不亂，有人被蚊子叮到就受不了，一定要有事情來煩惱，於是尋找出正向有意義的目標，進行煩惱的轉移不失是個好方法。所以相反的，快樂可以看成是一種習慣，一種心態，外求的快樂何其困難、何其短暫，倒不如內求內修，既簡單又長久，因此，可以設定自己每天以快樂的心情去面對每一件事情，經常提醒自己多多練習，在經歷生老病死的過程中，全然地享受各種人生酸甜苦辣的滋味。

再者，也可以把煩惱、生死看成是屬於比較表相現象的層次，而把菩提、涅槃看成屬於比較深沉內在的東西，兩者是以相有（表相，色）性空（內在，空）的形式同時存在

的，只要你先接受已經形成而不能改變的表相，再予以深入探討其因緣內在，必然可以達到了解煩惱與生死的存在，但不受其影響而達到超越煩惱與生死的境地。煩惱與生死是人生的兩大議題，煩惱是心的問題，生死是生命的問題，所以要如何去處理煩惱與生死的問題，是人生重要的議題。

佛法將一切法、萬法依物質現象的有無，區分為法相及法性，依境界的高低分為世間法與出世法，世間法著重法相，如五乘共法（人天共法）；出世法著重法性，如三乘共法（聲聞乘法）、大乘不共法（菩薩乘法）。出世法在超越世間法，「世」是時間、「間」是空間，即在超越人們受時間與空間的束縛，而真理法則是不受時間空間的限制，佛法主要則在描述大自然運作的方法規則，有了這些了解，就容易活得悠遊自在。佛法透過對心的深入理解而達到消除煩惱的目的，而修習佛法將可以讓人超越時間與空間的束縛，並對生命徹底的領悟，進而擺脫生死的煩惱。而上述「般若」的法性空慧則是超越出離的最重要憑藉，所以除了經常保護觀察世間法的肉眼外，透過不斷聽經聞法，長養出法身慧命的覺察出世法的慧眼，更形重要。

我個人憂鬱症的歷程，正是這句話最好的寫照，因為憂鬱症的困境讓我有機會接觸到佛法，進而讓我對生命有了更深刻的體悟，而如果沒有這些煩惱的糾纏，也不會讓我有退休後這一段自在瀟灑的人生。人生可概分平平順順的**常境**、

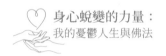
煩惱的**困境**、死亡的**終境**，常境大家都會過，但如何面對處理煩惱與死亡的問題，才是人生決勝的關鍵，這也是修習佛法的目的所在。

●輪迴、循環 vs 習性、慣性

因緣和合而生，因緣離散而滅，交互出現便產生循環，大的循環如生死交替，即為輪迴。因果關係亦復如此，因造成果，果又變成下一個循環的因，除非因改變了，才能提升至另一個階層的因果循環。黑夜白天的更替，四季的變化等無不是大自然運作的基本軌則，所以沒有循環的東西，無法永續存在。科學界一直在探討先有雞還是先有蛋，但以佛法來說是蛋中有雞，雞中有蛋的大自然的運作循環，因為大自然的運作沒有時間、空間的邊界，而是不斷地循環運行，能存在的一切必然是不斷地循環運行，才能無限無邊（∞：無限大的數學符號就是循環）的存在，無法循環的事物現象就會消失，這就是因緣果報的概念，因成果、果又成因，相續循環不已，有了這樣的認知理解，就可以放下執著，讓心境更寬闊柔軟。

人們與生俱來的特性叫習性，每天的生活習慣叫慣性，日復日的循環，過著千篇一律的生活，經常碰到相同的煩惱與困境。若要跳脫這些習性、慣性所帶來的煩惱束縛，就要將布施、忍辱、持戒、修定、精進、般若六度波羅蜜，落實

在日常生活當中。大部分的人們卻因為執著，企圖停滯不動，維持原來狀態，而不斷重複產生相同煩惱及困境。所以透過不斷的修習佛法來改變認知，學習隨順因緣、放下執著，真是人生重大的功課。

●貪瞋痴三毒

這是佛法中最重要的三項根本煩惱，被稱為三毒或三不善根，能毒害人的身命與慧命，又深植在人的深層意識中，必須勤修戒定慧，才能熄滅貪瞋癡，這在下一章節，我將會詳細的說明。簡單而言，「貪」是從喜歡的事物引發，可以「不淨觀」來對治；相反的，「瞋」來自於不喜歡的事物，以「慈悲觀」來對治；「癡」則是不懂因緣，以「因緣觀」對治。試著盤點自己的三毒中孰重，配合六度萬行的指引，落實到每天可執行的迷你習慣來展開，才能慢慢在生活中把這些毒害清除。

●十法界

佛法的十法界如下圖，是每個人善惡因緣所導致的生生世世的境界果報，也可以是人當下所處的心境狀態，由人的見地高低所形成，簡言之，就是心態所造成的境界。右邊由上而下的層次－佛道、菩薩道、聲聞道、緣覺道、天人道、人道、阿修羅道、惡鬼道、地獄道、畜生道都已是果報

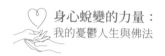
現前，而分別由對應的清淨心、分享心、解脫心、自在心、好施心、是非心、好鬥心、貪心、瞋心、痴心的因所造成。依我個人的見解，這個十法界正也是在描述我們此刻心的綜合狀態，人道現在必然最多時間是處於是非心的狀態，但應該也有佛的清淨心的時刻，只是時間可能非常非常短，相對也會有貪、瞋、癡心的惡鬼、畜生、地獄三惡道狀態，只是時間的長短問題。學佛的目的，就是希望往佛的清淨境界提昇，讓清淨心的時間越來越拉長，相對的讓三惡道的時間漸形減少。

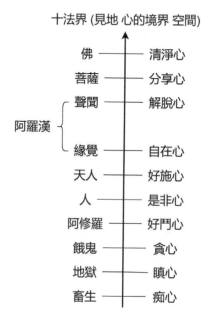

圖15：十法界（六凡四聖）

重點提示：

1. 佛教是佛陀的教育，是心與生命的教育，佛陀非創世主而是一位偉大的導師，把他悟透之大自然（宇宙人生運作）的真理法則，以各種說法教導世人。佛教有別於其他宗教，在於內修非外求，修甚深出世的般若智慧為其主要重點。

2. 正信佛教以三法印或一實相印來確認。

3. 佛法乃一切法、萬法，包括世間法與出世法，有為法與無為法，世間法重法相多執著，出世法重法性要放下。

4. 因緣觀是佛法的根本，是了解佛法的基礎與入門，凡事以因緣觀應對，容易達到自在解脫的境界。

5. 學佛的主要目的在去煩惱了生死，讓自己時時處處心寬體鬆，自在解脫，達到輕、柔、鬆、軟、慢的境地。

6. 佛學大師印順導師將大乘佛教分為「性空唯名」、「虛妄唯識」和「真常唯心」三系，各從不同角度詮釋佛法，「性空唯名」屬空宗，「虛妄唯識」和「真常唯心」屬有宗。

7. 了解「不、無、空、非」否定式符號的意義，帶著正向心態搭配否定式的逆向思考習慣，有助於擺脫執著慣性，進入深細平等的境界；凡事反求諸己，己所不欲，勿施於人，都是「不、無、空、非」否定式思考的延伸。

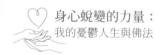
8. 簡單判斷善惡念頭的標準：煩惱、自私是惡念，清淨、利他是善念，清淨來自修智慧，利他來自行慈悲。

9. 發菩提心：是成佛之道的起點，上求佛道（修智慧）、下化眾生（行慈悲）。

10. 十法界的位階高低由心的狀態、見地所決定，越能放下有形及無形的負擔，越能往上昇，一分放下得一分自在，十分放下得十分自在，心的自在才是真幸福。

第七章

佛法應用到日常生活及病友的心得

◎學佛心得日常實踐體驗分享
◎聖嚴法師佛法佳句在日常生活的應用
◎佛法應用於協助病友的心得分享
◎唯識學之八識在身心健康運作的應用

◎學佛心得日常實踐體驗分享

上段文章主要在分享學佛的目的、若干基本觀念與名相,接下來將談如何將其落實於生活中,這是屬於實修的範疇。學佛聽起來好像很深奧又摸不著邊際,而且應該只是出家人的事,然而佛法涵括了世間法與出世法(解脫法),它是適用於普羅大眾,所謂的「出世法門入世修」、「修行在紅塵」,每一個人都可以在日常生活學佛,如果能夠把握「以事練心」的原則,利用日常生活的大小事來「修」正自己的「行」為,就可以達到自我超越的目的。佛教創立在印度,但現在已趨於沒落,然而卻興盛在中國、台灣,其最大的差別在於印順導師、聖嚴法師等古聖大德的大力提倡「人間佛法」,讓佛法深入民間,真正落實在日常生活中是最重要的關鍵。茲將我個人的若干體悟及落實於生活的做法分享

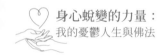
如下：

●借水現佛

　　佛法就像是大自然中到處可見的水一樣，是再自然不過的東西，而這是我泡湯過程中的體悟，而且每次印象都非常深刻，泡湯時會感覺到身體在水中的漂浮感，當意識到放鬆時，水就像佛法般讓你往上輕飄起來；相反的，當你覺得緊張時，水的作用力就消失了，讓身體往下沉，佛法就像水一般，借助放下而產生輕鬆的作用，提供了往上的力量。

　　我們的心需要向水學習，它是天下最柔軟的東西，卻可以滴水穿石。如佛法的無所得，水沒有一定要去的地方，但會隨順因緣，只要有空隙它都可以去；而且它的型態不斷變化，遇到熱變成氣，遇到冷變成冰，遇到什麼容器就變成什麼形狀，但無論怎麼變，它的本質始終不變，真是隨順因緣、應變能力最強的典範。

　　我泡湯的另一個體驗也是與心有關，因為在三溫暖冷熱池的轉換中，水的溫度差異高達30餘度，泡在40多度的熱池看著冷支支10來度的冷池，如果心中有半點退縮，必然淺嚐即止，很快就打哆嗦地退回；於是轉換個心態，只在心中想著，別人都可以，我也應該做得到，當心意堅定又有熱池造成身體溫度升高的保護後，採用漸進式的嘗試方法，將可以更深細去體驗身體與水溫的感覺，應用寬謙法師常說的，

這只是一種感覺，但不是我的感覺（It is just a feeling，not my feeling），而讓這種感覺只停留在身體的層次，而不會入到內心，透過這種體驗練習將會擴大了個人對身體不適、外境不合的忍受度，這對個人抗壓應變都可以有相當強度的提升。

●看事情的角度由粗淺的表象（法相）轉爲深細的內在（法性）

對佛法因緣果報的深入了解，漸漸體會到表象的東西相對粗糙、多變，如果能夠透過深入的探究，可以獲得更深細、更核心的內在特性，直入事情的本質與因緣，有助於內心的穩定與平靜。《六祖壇經》中的風幡之爭正可以說明看事情的角度，可以從表面直接看到的「幡動」而成爲來自於助緣的「風動」，再更深入及於起因的「心動」之不同層次的境界。

這個論述就與上述的因緣法是互相呼應的，直覺看到的幡動是果報現象，風動則是助緣，而心動是最核心的因，如此更能切割解析各項事務的來龍去脈，讓事情的掌握度更高，更能解決面對的各種問題與困境。由於佛法具有這種法性深細的分析特質，因此，相較於過去，它讓我在觀察事情上，更能精確的掌握關鍵，也比過去長久在使用的世俗學問系統更深入，以前看起來極平常的話語，如今卻有另類的解

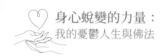

讀及更深的感觸。而學習放下法相、現象世界的執著，則開啟了多元思考的面相，於是結合出深度與廣度的察覺，這正是佛法所帶來的不可思議之處。

●「大而無外，小而無內」的空間概念與「無始無終」的時間概念

這是一種宇宙無限寬廣的觀念，也是一種虛空的境界，用這樣的方式看待人生，有助於讓每個人的自我意識淡化成小我，甚至無我的意識，而無我到如上述寬謙法師的「它僅僅是個感覺而不是我的感覺」。若能用這樣的方式去感受體悟，確實是讓我們的內心趨於穩定與平靜；再者也可以誘導出在如此浩瀚的宇宙中，渺小的我們所能掌控擁有的，就只有眼前的當下，過去已成定局，未來又在未定之天，唯有把握當下去做自己可以做的事，由這些當下的點滴累積即成為生命的全部。

對應自己的生活經驗，活在當下就像是在爬山過程中，踏實的踩下每一步，不用回頭看下面的深谷（過去不念），也不管上面還有多遠（未來不迎），只要這一步專注穩當，必然可以一步一步到達預定的山頂。大而無外可以大到空間的虛空，時間的無始劫以來，具體而言，也可用一切事物都是處在循環中，無法真正找到空間的邊界或時間的端點。小而無內則揭示了無形的因緣觀念，空間上找不到最小的粒

子，時間上只是當下的一個念頭而且是念念相續。

●持續聽經聞法，培養正知正見

　　佛法是非常博大精深，認爲空間上是無邊無界的，正如上述的「大而無外，小而無內」，而且具有非常多重深入的層次；時間上，凡事更是沒有開始也沒有結束，只是反反覆覆不斷的循環，藉此在思考上可以試著把時間空間的框架打破，把由肉眼所見的相有世界，漸漸學習轉換爲慧眼所見的性空境界，進而創造出無限的可能。在修學佛法過程中，相同的佛法義理隨著不同的學習階段，常會有不同層次的領悟。所以，持續聽經聞法，培養正知正見，將佛法視爲行爲準則的理論基礎，成爲每天必修的功課，然後再透過日常生活的實踐與回饋，所謂的「轉迷起悟，借事練心」、「現行薰種子，種子起現行」，便會形成一套生生不息持續向上的正面循環，如此將擺脫各種煩惱，以及時間、空間所帶來的束縛，而進入自在解脫的境界。若是行有餘力，還可以進一步加惠於他人及社會。目前在法鼓山、慈濟、中台禪寺、佛光山等正信佛教道場，都可以取得佛法相關的書籍及結緣品，許多電視台也有弘法節目，都是一般人可以聽經聞法的來源與管道。

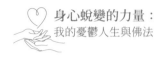
●知易行難、知難行易、卽知卽行

　　知行的相互關係，普遍的理解都是大部分人常說的「我知道但做不到」之知易行難，然而依照佛法的闡述，知易行難的知，只是表面粗淺的知（其實不是眞正的了解），不是深入通透的知，執行起來必然非常困難。眞正的知本質上是深細艱難的，如果能夠透過深觀因緣趨於眞知，執行起來就相對簡單，亦卽佛法所說的「易行道難成佛，難行道易成佛」。學習佛法的重點在於透過深觀因緣法，讓事理更深邃通透，讓思緒更清晰，尤其是唯識學的內容，次第清楚又細膩，易於操作，有助於落實的推動，有利於達成卽知卽行的目標。是故，透過上述的持續聽經聞法，打下佛法正知眞知的基礎，將讓「卽知卽行」、「知行合一」的境界可以一步一步實現。

●勤修戒定慧，熄滅貪瞋癡

　　戒定慧三學，是佛法導入實際行動最重要的關鍵，更是去除貪（貪愛）、瞋（怨恨）、癡（無明）三個根本煩惱，必須持續實踐力行的功課。人對於快樂的感受（擁有財富、親情等），都會想把它留住或追求更多的快樂，於是貪念形成，帶來相關貪愛的煩惱。相反地，當承受痛苦感受時（失去財富、親情等），便容易升起怨懟他人，甚至怨恨自己的念頭，而形成煩惱另一個的來源。再者，對於事理的不明

白，因緣的不通透，只重視表面的現象，產生執著與分別以致經常計較與比較，更是煩惱綿延不斷的種子。

於是持戒——嚴守心不起貪、瞋、癡，口不兩舌、惡口、妄言、綺語，身不殺、盜、淫等的基本行為道德規範，才能逐漸消除貪、瞋、癡、慢、疑等自性妄執的**病因**，抑制怨、恨、惱、怒、煩等情緒的**病緣**，奠定擺脫煩惱束縛的基礎。所謂戒生定、定發慧，持戒可以讓人的精神更加專注，並消除緊張的情緒，也是修定的基本功夫；而透過修定（如：數息、頌經、捏手、閱讀）的功夫，可以慢慢練習「身在那裡，心在那裡」的專注定力，並逐漸提起「過去不戀、未來不迎、活在當下」的正念習慣。修定會穩定人的思緒，讓情緒不會大幅度波動起伏，受外界環境的影響的程度也會降低，思考因而會更加深細，最終讓聽經聞法獲得的智慧，能夠徹底展現，這對煩惱的消弭帶來極大的幫助。世間慧是聰明才智，是世俗的專業知識、定律，只是在特定的時空條件下運行；佛法的般若慧則是出世間慧，是依循緣起性空原則的大自然基本軌則，也是不受時間、空間限制的真理法則。

●展開聞、思、修（證）三慧（文字、觀照、實相般若）

不僅是修習佛學，要學得其他各種知識與智慧，都必

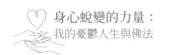

須透過聞、思、修三個程序，才能證悟佛法的義理。我們的知識來源，從看書、聽演講等（聞，文字般若）的管道啟動，再透過個人的整理消化（思，觀照般若），轉變成自己的東西，最終再付之於行動並證得結果〔修（證），實相般若〕。根據行動所得到的結果予以檢討修正，形成聞、思、修、證不斷的良性循環，帶來持續進步成長的動力。很可惜，大多數人在修習的過程中，往往止於聞的階段，就很快把學過的東西束之高閣，而未能再進一步進入整理消化（思）的階段，遑論再轉為修、證的層次。

●力行六度波羅密（六度萬行）——布施、忍辱、精進、持戒、禪定、般若

這是去除煩惱、安頓身心的重要途徑，也是止惡念（煩惱、自私）、行善念（清淨、利他），以及修正自己行為習慣（修行）的方法，更是大乘佛法福慧雙修兼具修智慧、行慈悲的根本。在上兩節中提到的戒定慧及聞思修，主要是在闡述六度中持戒、禪定、般若等修智慧（清淨）的部分，接下來要敘述的布施、忍辱、精進則是貫徹行慈悲（利他）的重要方法。

我個人認為，布施是修正自己行為習慣、告別執著第一件要做的事。布施用現代的語言就是分享，願意無私地分享自己擁有的財富、觀念、想法。平常能養成分享的習慣，

注意力就會從一直關注自己（自私），轉移到別人身上（利他），這將讓人減少貪念並且放下執著。布施更深一層的意義其實就是放下，從放下物質到放下我執；而放下不等於放棄，也不等於沒有，相反地，放下自己的一些堅持，反而會讓其他所有的可能性出現，這對解決長期存在的問題與困境，將會帶來超越突破的機會。

　　而忍辱則是「難忍而忍，難行而行」。在日常生活中，我們會遭遇到不少來自別人、環境（境），甚至自己身體（身）帶來的問題，以致造成情緒（心）的波動起伏。如果能夠透過忍辱的訓練，對情緒的平穩會有助益。忍辱不但可以對治瞋恨心，讓自己的修養見地更上一層樓，也可以讓人產生「將心比心、換位思考、歡喜做甘願受」的慈悲心，體諒別人已經發生的所作所為都有他的前置因緣，對將要發生的事情，以給人方便就是給自己方便的心態看待，而達到「慈悲沒有敵人」，待人處事均無礙的境界。

　　修智慧、行慈悲是學佛的兩大主軸，而六度中的精進則是讓佛法落實到日常生活，以及讓個人修養更上一層樓，持續進步的最大要素，其中養成迷你習慣卽是精進的一種方法。能夠利用機會經常聽經聞法，深觀因緣，時時刻刻培養解脫、自在、利他的善念，並去除執著、煩惱、自私的惡念，力行戒定慧三學，聞思修三慧，及六度波羅蜜。把握每天經歷的大小事去實踐透過整理內化的道理，修正自己的行

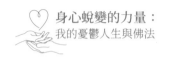
為習慣，秉持「盡分於過程，隨緣於結果」的心態，只問耕耘不問收穫，以平靜的心去接受不能改變的事，鼓足勇氣去改變可以改變的事，亦即證嚴法師倡導的「歡喜作甘願受」，聖嚴法師強調的「面對、接受、處理、放下」四它循環，森田理論揭示的「順其自然，為所當為」，必然可以讓自己放下執著、無欲則剛、瀟灑自如、輕鬆自在，邁向自利利人的人生大道，開展出截然不同的未來人生。

　　以下我將簡要的把上述的修行方法，結合成佛之道的順序，以圖解的方式整理出一個示意圖，供讀者參考。凡夫從發菩提心開始——上求佛道：平時力行六度萬行，勤修戒定慧，去除貪瞋癡意念，而成自在解脫的阿羅漢，再下化眾生：將自己的心得經驗分享社會大眾，進入世出世入無礙的菩薩階段，透過不斷生生世世的累積體驗，進化為圓滿盡虛空界的成佛境界。

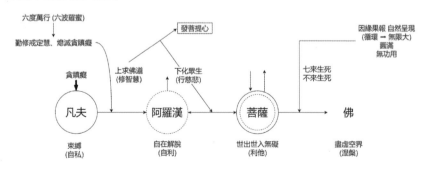

圖16：學佛修行日常導入方法示意圖

◎聖嚴法師佛法佳句在日常生活的應用

　　法鼓山創辦人聖嚴法師的著作及智慧隨身書是我經常閱讀的書籍，尤其是智慧隨身書因爲簡要、輕便、取得容易又實用，更成爲我與朋友以佛法結緣最主要媒介，我常常將畫過重點加了眉批的段落卽時分享到互助集談會或朋友的通訊群組。聖嚴法師爲法鼓山提出的理念是：「提升人的品質，建設人間淨土。」而他也經常強調不以佛法的研究者自居，而是要告訴人們佛法可以帶來實際的利益，而他所著重的就是人間佛法的落實，這令我非常感佩，以下將與讀者分享我平日常用的幾個佳句。

●佛法這麼好、知道的人這麼少、誤解的人這麼多

　　這句話眞的道出目前佛法在台灣的狀況，也顯現聖嚴法師「不忍聖教衰，不忍衆生苦」的悲憫情懷。佛法之好，只有入了門、接觸到、得到了利益的人才能眞正體會到，但現今的社會則普遍把佛教、道教及傳統民間信仰嚴重混淆，讓很多人對佛法產生誤解，以致無法接觸到正信的佛法，領信到正信佛法的利益，這眞的很可惜。我因爲體會到聖嚴法師這句話的語重心長，因而希望藉由自己這幾年來持續修習佛法的心得分享、來幫助更多人走出憂鬱症的困境，甚至利用機會擴散給周遭的親友。

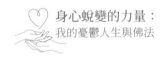
●面對、接受、處理、放下

這是聖嚴法師提倡的四它，是我日常應用與收獲最多的一句話，也是我面對每天發生的事情之兩大因應循環之一，為了比較容易應用及串連，個人將前面兩它的次序稍做調換。我把平日遭遇的事情分為兩大類，並以兩個系統來相對因應。對於已經發生的事，以聖嚴法師的四它調整次序後的循環系統來因應，首先「接受」這些事情發生後所產生的情緒，讓心緒能夠有平靜的機會，提供了「面對」事情後的理性思考空間及機會，接著進入「處理」的階段，也就是根據自己思考後的行動，盡力之後，最重要的是懂得「放下」，因為已經盡力處理了，放下後進行事後的反省與檢討，將可做為下次碰到類似事件的參考與指引。於是再回到另一個循環的起點接受→面對→處理→放下……，不斷循環、不斷進步，提供自己持續成長的機會。至於因應未發生之事情的PDCA循環系統，請參見第三章〈認識自己〉中的分享。

●需要的不多、想要的太多

這是很淺白的一句話，卻蘊涵了深刻的意義，它道盡了這個社會充斥的現象，也是個人很喜歡，常常用來提醒自己的一句話。在現今的社會，人經常被貪婪、欲望束縛著，深陷於無法滿足的痛苦深淵而無法自拔。如果能夠時常把量入為出、量力而為這兩句話放在心上，將可以過著輕鬆自在

的生活。相對的，需要可以簡單看成是當下的需求，想要當作是未來的需求，如果真的能夠思考清楚，把未來想要的目標，分解成現在需要的行動，也是個持續成長的動力，最怕的是渾渾噩噩的，光有想法卻沒有行動的配合，也是無盡煩惱的來源。回想自己年輕時候，一直毫無思考的打拼，賺錢好像是唯一的目標，還好生了病退了下來，才有機會開始思考量入為出、量力而為的意義，也終於領略到「知足常樂」的愉悅。然而回想過去這樣的歷程，凡事似乎還是得先經歷過「有」的狀態，才容易往「無」的狀態去思考，簡單而言，是一種由相有到性空的轉換，從物質到精神境界的一種提昇。

●慈悲沒有敵人、智慧不起煩惱

行慈悲、修智慧，所謂的悲智雙運是佛法的兩大主軸，「慈悲是平等的關懷一切眾生，智慧是無私的處理一切問題」，慈悲是具有理智的感性，智慧則是有彈性的理性，兩者互為表裡交互運用，也是一種不二的表現。能平等的關懷一切眾生，必然沒有敵人；有彈性的理性能處理一切問題，何來煩惱之有。利用知福、惜福、培福廣結善緣。凡事設身處地，多為他人著想，持戒來增長自己的慈悲心。透過識己、識人、識進退，時時身心平安。凡事知己知彼，通達情理，不為自身利益得失著想，並配合經常的修定來開發自己

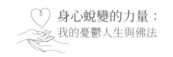
的智慧。

●忙而不亂、累而不疲、趕而不急、痛而不苦

這也是相有與性空、身與心可以分開思考的例子，身體因應現況可以忙、累、趕、痛，但可以不需要進一步到亂、疲、急、苦的心理狀態，這些需要練習的，而且機會很多。當有這樣的狀況時，首先要有覺察的啟動，接著馬上告訴自己讓它停留在這樣的情境就好，讓心理受到的影響降到最低，不斷利用每天的大小事進行練習，逐漸減少外境對內心的干擾，久而久之心境自然提升。

●無事於心、於心無事

這是聖嚴師父在一篇〈樂在修行〉文章中的一個標題（刊登於法鼓雜誌2018年5月341期第7頁），第一眼看到就被它觸動，多麼有意境的一句話，我非常喜歡；至今我一直將它貼在家門上，每天都會看上幾眼，它讓自己有著無限寬廣的感覺。無事於心，是指發生了事，卻動不了你的心，我對這句話的延伸就是「滅受而自在」；無心於事，是指你的心不主動趨攀緣事，我對這句話的延伸則是「滅想而清淨」。另外，也順便分享來自前海基會董事長辜振甫的墨寶「大其心容天下物，平其心論天下事，虛其心究天下理，定其心應天下變」，以及聖嚴法師的「心安，一切平安；心

淨，國土淨」，也是我非常喜歡的句子，一切從心出發，有事心不亂，無事心不空，能夠到達如此精彩的意境，是相當值得我學習與應用。

●睡覺禪

睡眠障礙已經是現代人生活中常面臨的問題，特別節錄出在《生活處處皆是禪》智慧隨身書中的一段睡覺禪（P93-95）內容，因為我自己在克服長期睡眠障礙的領悟，竟然是與這段內容一模一樣。以下特別摘錄下這段內容，以供正面臨睡眠困擾的朋友參考。

睡覺的步驟

全身放鬆地躺在床上，把睡姿調整到最輕鬆、最自然的狀態，將全身的重量交給床鋪。放鬆臉部、放鬆眼睛、放鬆肩膀、放鬆腹部，從頭到腳逐步放鬆，把重量交給床鋪。進一步把心情也放鬆，白天發生的任何事都和睡覺沒有關係，放鬆頭腦，告訴自己現在最重要的事是睡覺。如果無法入睡，可用類似催眠的方法，在心裡默念：「我要睡著了！我已經睡著了！……。」不管睡不睡得著，繼續默念下去，慢慢地就會睡著了。若還是睡不著，不需要煩惱為什麼還沒有睡著，或是擔心睡不著工作會沒有精神。不妨轉個念頭，告訴自己：「我根本不期待要睡著，躺在床上就已經是在休息了。」頭腦與身體都要放鬆，才能睡得安穩，得到真正的休

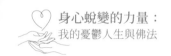

息。每天定時練習睡覺禪，不但能放下壓力、放下煩惱，更能成為對事業成敗得失，收放自如的自在人。

　　這是告訴自己睡覺目的只是休息，不管有沒有睡著都沒有關係。半夜醒來睡不著，離開床鋪做些事，一個小時以後再回去睡，這樣的觀念正是幫助我脫離睡眠障礙的最重要關鍵。

◎佛法應用於協助病友的心得分享

●改變是憂鬱症朋友邁向康復必修的功課

　　重度憂鬱讓我經歷長達10年的折磨與歷練，其中還度過1～2年生不如死的黑暗生命歷程。曾經是中華民國生活調適愛心會的志工，經過相關專業的訓練與實習，在該會的病友熱線接電話，幫助病友八年多的時間，也參與台北市聯合醫院松德及忠孝院區醫師，與病友進行面對面和團體心理治療的協助工作，受過心理學老師的心理學基礎及學生輔導課程的訓練，目前以互助助人集談會及個案的方式持續協助精神官能症的朋友。這些時間接觸了不少精神官能症的案例，也累積了不少相關的心得與想法，透過反思、體驗、檢討、與精進，希望能藉這個園地把它們整理出來分享並藉於幫助更多的病友與家屬。

　　要讓憂鬱症朋友改變，何其困難。但我深信除了看診服

藥，再藉助一套非藥物及非醫療的支持系統，有步驟，有方法，以正念為核心，以學習為方法，培養積極正向的態度，循序漸進，假以時日必能一步步邁向康復的道路。以下就把這一套進行步驟依照個人的經驗及見解，分**重新學習改變認知，強化信念，用對方法，持續執行，調整改善**，逐項詳細闡述如下：

1. 重新學習，改變認知，現況跳脫

病友目前面臨的生理或心理疾病，都是過去的想法（認知）或做法（習慣、行為模式）不斷地累積所造成，也唯有不斷地持續地進行兩者的改變，才能漸漸地跳脫現況和困境，這個就是所謂的「因果關係」，過去的「因」造成今日的「果」，要改變未來的「果」，也唯有從現在的「因」改變起才會產生作用。這是很單純的邏輯，若不做任何的改變，只會停留在原有狀態下，繼續遭受同樣的循環、同樣的輪迴，得到同樣的結果與折磨。

啟動改變的重要起點及動力，就是試著用與過去完全相反的想法來面對問題，面對每天發生的大小事，即所謂的「**矯枉必先過正**」，這似乎與佛法空性的否定式思考有異曲同工之妙。開始藉由每天發生的大小事，不斷地持續地練習、訓練、學習、調整。憂鬱症朋友通常是充滿負面思考，所以必須試著勉強自己從「**接受與面對**」的念頭開始。萬事

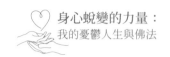
起頭難，而且改變不是一蹴可及，是需要時間，必須有這種心理準備及體認，一點一滴的改變及堅持，最終必會反轉過來。

具體而言，病友必須漸漸從自己設限的小框框釋放出來，一步一步跟家人進行良性互動與溝通，逐步從家中的小事家事做起，接著慢慢的與朋友分享交流，讓自己的活動範圍逐步擴大到家庭、社區、城市，甚至經常接觸更遼闊的大自然。

而為了改變，必須不斷地啟動嘗試，改變的結果如果是好的，就繼續作。如果是不好的，也欣然接受，再修正調整即可，如此一再的嘗試與練習，必然可以往好的方向、善的循環邁進。

2. 深化信念

如佛法三慧的「**思所成慧**」，在了解「唯有進行想法及作法的改變，才能帶你脫離困境」的道理後，仍須不斷地反**覆思考予以內化**，讓它深植在心中成為**信念、信仰**，甚至有需要的時候要像唸咒語（真言）般，每天去背誦它，讓它徹徹底底成為自己血液的一部分，這樣才能成為未來行動的基礎與動力。個人認為這部分最重要，一般人在聽聞一些道理後，只是當作學問或理論，並沒有進一步消化成為自己的一部分，這就很難再往下成為「**修所成慧**」的行動了。

　　信仰有來自宗教的、政治的、意識形態的，但在這裡要強調的，是對**大自然運作法則、對生命意義**的信仰，這是最根源的，也是一切運行的基礎。而自然法則最通透的是，一切都是在變化，無時無刻不在變化，**「變」就是唯一的「不變」**，無常就存在大自然的每一個角落，我們必須全然接受，並時時刻刻謹記在心，將它當作面對一切的座右銘。憂鬱症等精神官能症，更是要用正面態度，視**危機為轉機**，把遭遇的困難、問題，當作自我蛻變、自我提升的契機，永不退縮，正面迎戰，奮戰不懈，才能營造出生命最大的意義。

3. 用對方法

　　有了正確的觀念後，用對方法絕對是整個改變過程中事半功倍的關鍵。但必須從一些**細微的生活習慣，隨手可做且容易上手處著手**，即所謂的從建立簡單可行的**迷你習慣**下手，落實到每天的生活上形成慣性而讓它自動運轉。

　　我的建議就從每天早上醒過來開始，早上一醒來就先向自己身體的每個部位問好，用你的手掌分別摸著頭髮、額頭、臉頰、五官、手、腳、心……，向它們一一問好，也感謝它們對你的貢獻，每天早、中、晚三次，可以依照自己的時間狀況，加以適度增減。甚至可以用撫摸的方式，去深層感受與各部位的親密關係。甚至藉由改變自己的穿著、變化桌上的擺設、房間的佈置、回家的路線，從自己對它們產生

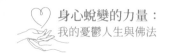
正念開始，持續地漸進地累積正面能量，久而久之就會產生好的想法與習慣，進而就可以對外發展，每天安排時間到附近的公園、賣場、市場、百貨公司，告訴自己去欣賞、發掘路人的優點，並主動向他們微笑、問好，甚至聊上兩句。持續不斷地做，讓自己的想法習慣作進一步的轉換，接著再配合每天的**持續的戶外運動、多元活動、心靈修定、日行一善、日行一新**等身心健康五寶，慢慢讓自己的生活圈逐步擴大，那麼在不知不覺就會走上康復的道路。

另外，再提幾點自己加強「作法」的小技巧，供大家參考運用。善用行事曆來讓自己日常作息更穩定，也讓自己的情緒減少大起大落波動的機會。把今天及近期可預知的活動登記在行事曆上，讓自己能掌控的東西更多，對情緒穩定將有莫大幫助。在碰到問題或困難時千萬不要一直沉浸在其中，讓情緒不斷滋生蔓延，相反的趕快拿起隨身的紙條，把問題困擾列出來，並花一些時間在每個想法後面提出作法，一方面穩住情緒，一方面創造後續行動的方向，逐漸讓（想法→作法）的情境，轉換成（作法→想法）的情境。

還有，我自己也發展出三句碰到困難或問題束手無策時，也會提醒自己：「**接受，面對，處理，放下**」、「**不比較，不埋怨，不執著**」及「**隨緣盡分**」，這些句子曾經幫我度過很多困頓的時刻。

至於如何讓每天過得很充實豐富，也是病友們擺脫憂鬱

情緒很重要的課題。上述持續戶外運動、多元活動、心靈閱讀、日行一善、日行一新，都是我邁向康復每天會例行的準則。多元化不但提升了我的生活層次，擴展了我的視野與深度，也開創了我截然不同的人生。

4. 持續執行

病友們在持續執行過程中遭遇的最大障礙，就是如何面對起起伏伏的症狀。眼看因為投入努力而出現一些改善的成效，突然又掉落深淵，全部的成效又消失了，或者又倒退回來變得更嚴重。依我個人的經驗，這是很正常的，這是在整個恢復過程中必然的現象，進一退二，進二退一，來來回回的狀況，一直會重覆出現，也一再會來測試你、干擾你。在這個階段必須時時提醒自己，這些都是**正常現象，是必經的過程**，每次的挫折，都要當作是黎明前的黑暗，光明拂曉就在前面不遠的地方了！尤其是要將上一段所提到的的身心健康五寶，不斷反覆執行落實在日常生活中，當作生活的最高指導原則，這樣將可以幫助你渡過起起伏伏、顛顛簸簸的艱辛歷程。

5. 調整改善

調整改善是整個運作循環階段性的終點，也是另一個階段的起點。在邁向康復的過程中，很重要的是抓住契機搭上

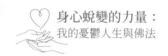

因緣，所以要不斷的嘗試作改變，在每次的改變中，就會得到具體的結果，有好的結果，就繼續朝相同的方向及作法前進。萬一效果不如預期，就再作調整與改善，藉由不斷的嘗試，將可以增加得到善因緣的機會以及康復的契機。

憂鬱症的典型表現，是想法遠大於作法，害怕大於面對，以下將以二元圖的對照圖表來進行更深入的說明。

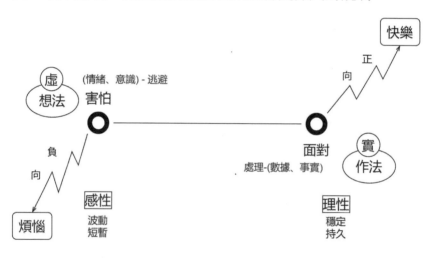

圖17：逃避／面對二元對照圖

逃避	面對
情緒性，意識性	基於數據，事實
逃避	處理
想法是虛的	做法是實的
負面循環帶來煩惱	正面循環邁向快樂
屬於感性	屬於理性
短暫易波動的	持久穩定的

　　人是情緒性的動物，碰到事情容易就掉入左邊情緒性、感性的害怕，如果這種反應時常出現，就會進入負面循環而帶來煩惱，久而久之就會影響身心而出現問題。所以了解這樣的效應，就必須提醒自己開始做「改變」的練習，透過每天的大小事「訓練」面對問題的能力，讓「害怕」「想法」的時間及次數慢慢變少，進而根據數據與事實進行面對處理，勇於行動，於是逐漸進入正面循環開啟持久穩定的快樂，因而邁向康復的道路，蛻變出人生全新的境界。

●以「般若」智慧破除病友「執著」的迷思

　　本節將以佛學所闡述的大自然真理來幫助精神官能症病友破除執著的迷思，「放下執著，無欲則剛，活在當下，輕鬆自在」是經常在精神科醫師團體心理治療被討論的一句話，也是最經典的一句話。然而常常在思考，若就這樣告訴

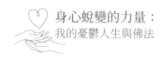

病友，他們就可以放下執著了嗎？或是還是有什麼更深層的話語可以來幫助他們理解呢？佛法很浩瀚精深，我將試著用自己所能理解的「般若智慧」來引導病友們思考，讓他們對大自然及生命運作的道理能夠有更深一層的認識，並且可以試著放下自我的執著。

以下我將般若智慧的「緣起」、「性空」，做有系統的整理歸納，以供讀者參考：

般若智慧分解對照表

緣起	性空
色	空
有	無
善惡、是非、好壞、對錯、美醜、好惡…	
存在	不受影響
表面、現象（果報）	內在、特性（因緣）
情緒反應	理性思考
無法掌握	可以掌握
短暫、波動、混亂的心	持續、穩定、平靜的心
執著二元想法	智慧多元作法
人性	佛性
49% 同時存在 51%	
●學佛●佛學●	

由上表中的對照及演繹，可以得到以下的結論：

智慧多元的做法是破解執著二元想法的重要關鍵，而要達成這樣的狀態就必須不斷學習、探討闡述大自然真理生命意義的佛學，以培養更深入多元思考來分析生活中及工作中的各種困境與問題，而不能只一直停留在表面現象的執著。

因此，我將把表中最後三行再做進一步的說明。表中所謂佛的定義是了解生命及大自然運作真理的人，也就是具有理性邏輯思考及多元智慧的人，而不是指一般認知神通廣大的神。每個人都本具佛性，只是周遭被**執著**、**分別**及**妄想**所包圍，只要能不斷學習佛學相關的知識並在生活中體驗運用，就可去除這些執著、分別及妄想。當然一般的凡夫必然會存在上表中左欄的各種人性，但只要在生活中能讓展現佛性的時間、次數大於人性，就是在朝佛的境界邁進了。

力行身心健康五寶（兩動、一靜、雙行）是我在擔任志工協助病友啟動改變的具體建議，也是我邁向康復而且持續維持健康的習慣：持續戶外運動、多元活動、心靈修定、日行一新、日行一善，茲逐項參照我個人的經驗詳述如下。

△持續戶外運動

運動可以增加腦內啡讓人產生幸福感，也使腦筋清楚，使思考的方向更多元、更理性。但運動的重點在於**持續**及**戶**

外，持續才能使產生的各種效果得於延續及串聯，每天進行最好，否則一週至少4天。戶外則是提供每天有脫離定著、固定居家環境的機會，讓五官、身體、腦袋有經常接觸不同環境及事物的時間。我個人是以爬家裡附近的仙跡岩為主要運動，每次行程大約1.5小時，邊爬邊戴耳機聽廣播，除了打發無聊的走路時間，更可以吸收從各種節目的資訊與知識。在山上做做自己設計的一套體操，並遠眺台北欣賞風景、舒展身心，真是一舉數得。

除了爬山外，我還會搭配其他喜愛的項目，如投籃、騎鐵馬、練高爾夫球，讓運動豐富化、興趣化，形成每天不做會不舒服的慣性。這些對擺脫多一事不如少一事的僵固執著思維，有極大的助益。

△多元活動

前面我一直強調的觀念與事實，就是多元互動絕對是對抗單向二元固執最好的武器，我個人除了每天的運動，上圖書館看報紙、借還DVD也是例行公事，也時常參加圖書館舉辦的各種課程及講座。另外社大、運動中心及許多的公民營機構所舉辦的各類課程，我也會挑有興趣的去參加。擇期與各類朋友群互動，如當兵的朋友、退休的同事、同學、愛心會志工、鄰居、親朋好友……也都會做適當安排，輪流聚會聊天，讓自己的生活豐富化、充實化，享受多采多姿精彩

的人生。

△心靈修定

上述兩寶皆屬動態活動，而靜態活動的平衡也很重要。其中心靈閱讀閱聽就扮演了吸收新知、淨化心靈的作用，讓思考更多元、更深入、更理性。我在書房、客廳、甚至廁所都會放一本書，讓無聊時隨手就可拿來閱讀，目前以佛學、文學、經營管理相關書籍為主，發現幾年下來真是滴水穿石，每天幾分鐘的累積，我已經看完不下十本的佛學相關書籍。聽廣播、聽音樂、看DVD、看電視、在家練唱歌……我也都把它們歸為心靈閱讀的範圍，其他透過數息、念佛、聽經聞法、掃地抹桌、走路等，都可以讓心繫一境，以達到隨時隨地修定的目的。

△日行一新

為了擺脫固著性的習慣，你可以每天利用一些小事來練習，久而久之，你會發現它產生了不可預期的效果。例如：出門走不同的路，常常穿著不同顏色的衣服，吃不喜歡的食物，變換家中、桌上的擺設等等，都是日常生活可以進行每日一新的項目。由於觀念影響行動，行動也會影響觀念，因此慢慢的它將會產生一個正向的循環，而不會經常卡在一成不變的窠臼中。

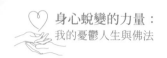

△日行一善

助人為快樂之本，是我們從小就知道的觀念，而幫助別人的確可以為我們帶來助人者的價值感及滿心的快樂。所以如何在日常生活中實踐日行一善，也是一門功課。而這裡所說的善，並不一定就是什麼大善事；例如：可以從幫忙打掃社區公共區域、撿垃圾，幫鄰居長輩跑腿、扶老人過馬路或者幫他們提東西、陪他們聊天等芝麻小事開始，一方面讓別人獲得方便、一方面也可以讓自己得到快樂以及產生存在的價值感。

總的來說，般若智慧的重點在於**多元、深層、理性**的思考及行為，建議有興趣有意願的朋友，可以熟讀《心經》，並深入去理解其中一字一句的義理。由於人的執著就像長期背負著各式各樣沉重的包袱，永遠以為只有自己知道的那一種可能，而舉足不前，限制了自己的思考及行動的範圍，當面臨環境重大變化時，就很容易影響到身心健康。因此，若能參照前面所提的身心健康五寶，訓練放下執著、減輕心理負擔、去除完美主義，尤其是那些自己不能掌握的事物，如氣候、環境、別人，甚至自己身體的變化，轉而把時間精力放在自己可以掌握的事情上，如自己的心及行動的因應。即所謂的「盡分隨緣」，以「接受，面對，處理，放下」的四它來因應未來因緣生緣滅帶來千變萬化的各種無常，必然可

以讓自己漸趨於放鬆，往輕、柔、鬆、軟、慢的方向改變，達到「放下執著，無欲則剛，活在當下，輕鬆自在」的境界。

●佛法運用於協助精神官能症病友的啟發

1. 透過因緣法了解諸行無常，無常故苦的道理。過去一切現象的發生，都是因緣俱合的結果，當下只能接受這些現象與結果。由於凡事不可能完全符合我們的預期，而問題的發生一定有其因緣，因此，當問題發生時，如果能夠坦然去接受它、面對它、處理它，就不會產生許多的煩惱與痛苦。當你深觀因緣法後，你將會懂得時時種善念去惡念，以及處處與人為善廣結善緣，因為種了善因必然會蘊育出相對的果報。

2. 看事情的角度可以從表象到深入探討其本質。表象是相對粗糙、短暫、波動及混亂，且無法掌控。若能養成深入探討的習慣，將可以發掘出事物更細膩、持續、穩定的內在本質，這種由情緒感官的反應，轉換為理性思考的練習，將會提升內心的平靜及穩定度，這對精神官能症症狀的減輕，將可帶來相當程度的幫助。而這種由表象往內在，由粗糙往深細思考的能力，就是智慧的具體展現。

3. 放大格局，增寬心量，兼容並蓄地來思考事情，這是

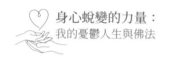
佛法最可以使力的地方。學佛可以讓人突破空間及時間的限制，時時體會宇宙大自然的寬廣與宏偉。凡事不執著於一時的是非、對錯、美醜、善惡，而是用心去體驗這些世俗二元現象的存在，不預設立場地去進行多元思考，將會降低它們所帶來的影響，那麼將可以往自在解脫的方向邁進。

4. 行動上若能朝發菩提心的方向進行，將學習與助人融入每天的生活中。學習會帶來求新求變不執著的智慧，助人可以燃起分享利他的慈悲，如此悲智雙運、解行並進，就可逐漸擺脫精神官能病症的糾纏，並發掘出更高的生命層次，進而開展出更有意義的人生。

5. 若能依照聞所成慧，思所成慧，修所成慧的過程老實修行，將可以讓學到的佛法知識透過深度思考與消化，進而內化成為終生的習性。但很可惜的是，很多人將學到的佛法知識很快就束之高閣，無法進一步內化成為自己習性。所謂用進廢退真是我們要時時警惕的事。

6. 學佛最基本的是要我們身心放鬆，透過對生命的深層了解，讓我們能夠放下執著，進而達到自在解脫的境界。以下將分享我個人在學佛初期的一些簡單做法，以供大家參考。

· 數息：把注意力專注在呼吸上，可以從一數到十，不

段的重複練習，當你專注在數息時，你的身心就會逐漸放鬆。

· 聽聲音：將眼睛微閉，把注意力放在四面八方傳來的聲音，但不作分析判斷，只專注地聽聲音的大小、音質、方向，這是一個可以消除緊張、讓注意力集中，很簡單又很有效的方法。

· 手部按摩：將眼睛微閉，把注意力放在手掌的按摩，兩手各按摩數百次，配合穴位進行，不僅對身體有幫助，對心理的平靜也很有效果。我個人使用最多這個方法，我會利用等車、坐車、睡前的一些零碎時間進行。這些方法可以利用三、五分鐘來練習，若能持續不斷的做，所謂滴水穿石、磨杵成針，慢慢就會顯現效果。

7. 佛法是注重心法，透過佛法培養善的迷你習慣，讓它自動運轉，是解脫自在之道。善念是清淨及利他，惡念是煩惱與自私，透過善的迷你習慣持續做一段時間，它將會產生效果。因為煩惱的根本來自貪、瞋、癡，都是分別心在作祟，只要減少二元、二分法的分別心，就能減少煩惱，達到解脫自在的境界。

　　下表我將把自己學佛以來持續整理修正的兩大運作系統做比較，希望提供有志學佛的朋友參考。在表中左欄中，是

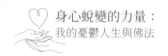

在世俗生活的一些現象（人性），右欄則是邁向清淨自在境界的元素（佛性）。右欄中的佛性要達到真的不容易，但人本來就一直生活在世俗系統中，若能試著把一些時間精力由左欄漸漸轉往右欄發展，將可以讓自己的生命層次提升，進而找到人生真正的意義與依託。

　　人生兩大運作系統的比對，在色空之間不斷修行以達到自在清淨的境界。

世俗諦系統	勝義諦系統
外求系統	內修系統
生活（一生一世）	生命（生生世世）
物質感官（唯物）	精神心靈（唯心）
色（相）	空（性）
聰明（表面）	智慧（深入）
煩惱（情緒反應）	菩提（理性思考）
生死	涅槃
二元（好壞 是非 善惡 美醜）	多元（不二）
六道輪迴 （天 人 阿修羅 三惡道）	四聖道 （聲聞 緣覺 菩薩 佛）
流轉	還滅
凡人（迷／幻）	聖者（覺／悟）

人性（向善）（廣結善緣）	佛性（向上）（放下執著）
現象果報（粗糙）	因緣生滅（深細）
隨緣	盡分
特殊性（不平等）	平等性（平等）
增上心	出離心 菩提心
處理第六意識	處理第七、八意識
五乘共法	三乘共法 大乘不共法
第一阿僧祇劫	第二、三阿僧祇劫
混亂待修	清淨自在
空不異色 色不異空 煩惱卽菩提 生死卽涅槃 有不礙無 無不礙有	

◎唯識學之八識在身心健康運作之應用

近年來，持續地在北投「覺風佛教藝術學院」追隨寬謙師父學習「八識規矩頌」、「唯識三十頌」、「五位百法」及「大乘廣五蘊論」等大乘唯識系相關的佛法，發現唯識學次第清楚、解析細膩，提供了實修上的明確路徑。其中寬謙師父獨創的「八識熊掌圖」，不僅可以有系統的描述個人的身心運作，而且對於精神官能症病友在認知調整與行為改變上，具有啟發作用，也具有相當的助益。我將「八識熊掌

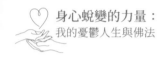
圖」的相關內容整理，並且經寬謙師父的同意，利用圖解方式詳細說明。

●何謂八識熊掌圖？

如同在第三章的說明，這是一個微妙細膩解釋身、心、境相對關係的示意圖。

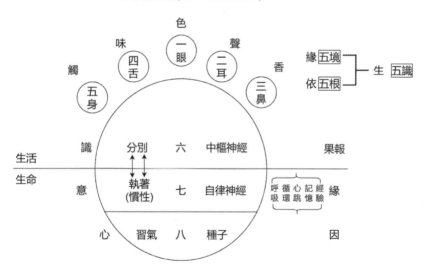

同圖5：八識熊掌圖

　　人的身心運作可以如上圖的八個意識來說明，身體方面以五根（神經系統：眼、耳、鼻、舌、身），對應五境（外境：色、聲、香、味、觸）所產生的視覺、聽覺、嗅覺、味覺、觸覺感官神經系統的「前五識」為基礎。而心理方面，則以有如中樞知覺神經的「第六意識」來主宰每天生活上大小事的感受與分別，如自律神經的「第七意識」執著地負責控制呼吸、心跳、循環，乃至於更深沉的經驗、記憶，來維持生命的基本跡象、而「第八意識」就像生命的黑盒子一樣，無時無刻自動記錄每天的一言一行，一念一思，所有累積的結果不但影響今生未來的演化，亦將提供生生世世的習氣與種子。

　　「前六識」是生活的憑藉，「七、八意識」則是生生世世生命的核心，所以在佛學上有句俗諺：八個兄弟一個胎，一個伶俐（七），一個呆（八），五個門前做買賣（前五），一個在家把帳開（六）。當這一期生命結束時，「前六識」自動脫開由「第七意識」執著地帶著「第八意識」去尋找下一期生命的開始，再長出不同的「前六識」（十二因緣的六入）的正報，同時也會決定所處環境的依報，而展開另一期生命的歷程，如此生生世世循環不已。在此，利用更白話、更淺顯易懂的敘述來說明身心的運作，由外而內、從粗到細，可以把前五意識看成「感官意識」，第六意識就是「知覺意識」，第七意識為「潛意識或下意識」，第八意識

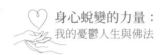

即爲「無意識或純意識」。八識從與前五識對應的五境談起，由外到內、由上至下、由粗而細，很有次第性的進行解析，讓個人修行有所依據，透過有層次的理解，從凡夫的粗分別，漸漸轉識成智爲細分別，進一步轉迷起悟而達於聖者的無分別境界。

　　總而言之，唯識把心再細分爲三個部分，於平日生活運作上，第八意識提供生命的泉源並擔任無時不刻記錄的功能（因），第七意識維持生命所需的各項自主運作（緣），兩者都非常深細，看不到也不容易察覺，但卻是每一個人的特質、習氣、慣性、執著、我見的來源。當一個人生病出現各種症狀時，可以視爲負責維持活著的第七意識之免疫系統正在發出求救訊號，希望前六識（果報）趕快進行身心境的調整，以便回復到正常的生命運作。第六意識則是藉由身體前五識的感官（眼、耳、鼻、舌、身）系統，來接收及放送來自外境（色、聲、香、味、觸）的訊號並加以分別，是人們感受與思想的來源，所以概括的說，第六意識是知識論，第七意識是人生觀，第八意識則是代表宇宙論的存在。佛教禪宗常提到的「明心見性」，如果能夠搭配以八識次第分明的義理，明明白白地來了解「心」的微妙深細之運作，就比較有機會真正見到空性的展現進而證得「佛性」。以下結合醫學、科學及管理學的知識，嘗試將八識進行詳細的說明及運用。

●八識熊掌圖與馬斯洛需求層次的對照

馬斯洛需求層次如圖18（b），是心理學界眾所週知的理論，以下將試著依此一理論對照八識熊掌圖〔圖18（a）〕來進一步說明，讓讀者對八識的運作有更深入了解。

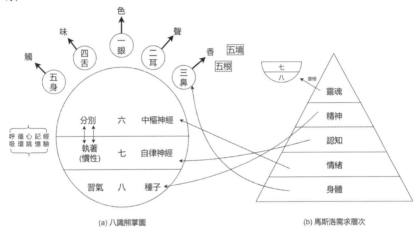

(a) 八識熊掌圖　　　　　　　　(b) 馬斯洛需求層次

圖18：八識與馬斯洛需求層次對照圖

馬斯洛需求理論的最底層需求即是「身體」需求，這就對等於八識中的五根（前五識），接著「情緒」需求則是受第六意識的中樞神經之分別所左右，而個人的「認知」來自於第七意識的執著與慣性，「精神」層次就可以推至最深層的第八意識之習氣與種子。上節所述當前六識脫開後，第七意識會帶著第八意識去尋找下一期生命的前六識，此可比擬為馬斯洛需求最高層次的「靈魂」之存在。

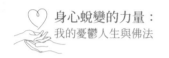

●前六識應用於隨時隨處的修定

　　精神官能症患者的症狀，簡言之是身心不協調所延伸出來的，而修定則是在訓練身在心在，心繫一境，是讓身心放鬆、精神專注很好的一種方法。尤其是隨時隨處利用零碎時間來練習，對於症狀的改善會有明顯的幫助，當然如果能夠參加長時間的禪修幫助會更大，所以禪修班強度大與隨處隨修頻度高的改善都是可以兼備的。

運用於隨時隨處的修定-身在心在，心繫一境

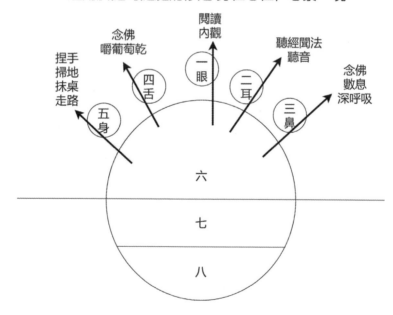

圖19：運用於隨時隨處的修定

　　茲將利用圖19來說明如何藉由前六識的連結達到修定的目的，眼、耳、鼻、舌、身等五根是身體對應外界（五境）的五個感官系統，修定就是每一次讓其中一個感官與心（第六意識）連結。當然，一開始練習時，心緒會很容易跑掉，但察覺後再拉回即可。譬如說利用耳朵透過聽經聞法、聽音樂可以讓心緒安定，其他如用鼻子透過深呼吸、數息，用眼睛閱讀，用舌頭念佛、咀嚼食物（如葡萄乾），用身體掃地、抹桌、捏手、走路等，都會達到相同的效果。參加各種宗教團體的禪修課程或活動，對修定的認識與技巧都有幫助，然而修定的重點在於持續，盡量利用每天的零碎時間來練習，不但能穩定情緒更可以縮短無聊胡思亂想的時間。

●運用於無事於心，無心於事的解釋

　　「無事於心，無心於事」是聖嚴法師格言中，我非常喜歡的一句，也是一個很高深的境界。如圖20「無事於心」是指外境發生了事，也動不了你的心，亦即佛法中的「滅受」，便可以達到自在的境界。「無心於事」是指你的心不主動去攀緣事，亦即佛法中的「滅想」，便可以達到清淨的境界。「心」與「事」流轉於自相與共相之間的互動，是透過「身」的來回傳遞，亦即是出世超脫的「心」，也要透過入世世俗的「身與境」來修行，也就是所謂的「出世法門入世修，萬法唯心又尋誰」。因此，透過第六意識心的滅受、

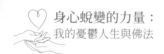
滅想之不斷練習，而達到自在清淨的境界，是讓身心平衡的很好方法。觀念上調整「以事煩心」的消極迷亂，轉換為「以事練心」轉迷啟悟的積極精進。上面提到的辜振甫墨寶：「大其心容天下物，平其心論天下事，虛其心究天下理，定其心應天下變」，都是從心發展出來的境界，所以對心的理解與照顧，是多麼重要的功課。

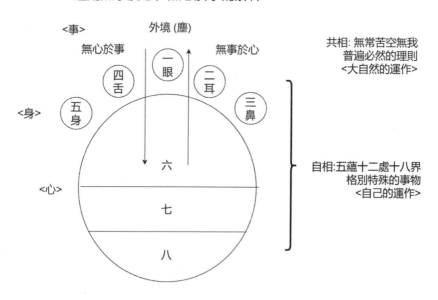

圖20：運用於無事於心，無心於事的解釋

●修行透過第六意識的分別來進行

　　唯識學把心細膩地分成六、七、八意識三部分，其中第六意識是我們可以掌控的部分。第六意識主控對事物的分別能力，分別層次越粗淺必然反應越強烈，佛法稱「粗分別」，受外境事務的影響程度越大，念頭、煩惱也越多，情緒波動也會越大。

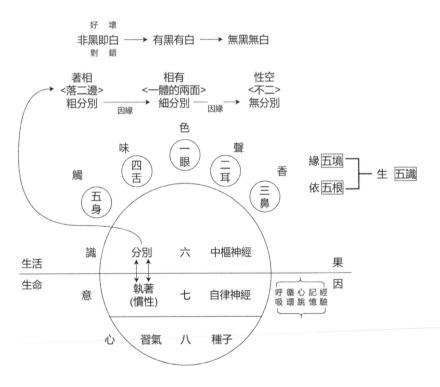

圖21：第六意識分別心的修行

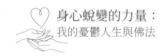

如圖21所示，「粗分別」就是世俗所謂落於二邊的非黑即白（非好即壞、非得即失、非生即滅）的「著相」狀態。修行在於修正自己的行為，讓對事物表象粗淺的粗分別，藉由深觀因緣而漸漸轉為更深入分析的「細分別」，以達到接受有黑有白（有好有壞、有得有失、有生有滅）一體兩面的中道思維，透過不斷地實修，最終將可達到無黑無白（無好無壞、無得無失、無生無滅），不受二元、二分法兩極端的影響，身心自在清淨的境界。

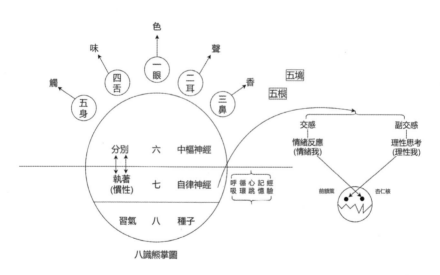

圖22：第七意識的作用

　　如圖22所示，修行過程是透過第六意識的「以智導情、轉迷啟悟」，來逐漸調伏第七意識的執著與慣性，讓情緒波動起伏減少，理性思考的能力增加，使副交感神經抑制交感神經的暴衝，這將可以改善諸多精神官能症的不適症狀。若能體認到每個人都會有由第七意識主控的慣性，就比較不會經常當事後諸葛，告訴當事人當時應該如何做，也可以勇敢地、不預設立場地做自己，去做該做的事，承擔其後果，然後再進行檢討及調整。希望有這樣的理解讓讀者對達成「如如實實、自自在在」活著的生活態度，能提供若干思考的角度。

　　北市聯合醫院忠孝院區李政勳醫師在團療時有一句重要的格言：精神官能症病友康復的基礎是「啟動改變的動機」，也就是必須從改變的最小單位「念頭」開始。綜觀上述唯識學八識運作，改變的動機在於念頭，也就是從第六意識的分別心開始。首先可從數量上的降低下手，減少「比較」與「計較」的念頭開始，接著再提昇念頭的品質，增加無我、利他、清淨的善念，消除執著、自私、煩惱的惡念，讓善的部分大於惡的部分，漸漸的達到不受念頭左右，所謂的「念起念滅」，以至於完全沒有念頭的階段。至此，第七意識的執著慣性會完全改變，而進入了精神官能症成功期的關鍵「性格和人生觀改變、產生利他思想」之境界！

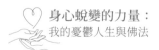

重點提示：

1. 佛法像水一般的自然，人浮在其中，可輕鬆的往上飄進而自在解脫，水是世上最柔軟的東西，無所求地隨順溫度，變化三態；隨順容器，變化形狀；隨順環境，進入各種孔隙，但本質不變。

2. 佛法可讓人看事情的角度，由粗淺的法相、現象，轉爲深細的法性、理則，由注重果報的結果，轉爲因緣的過程，由執著的二元轉爲放下的多元，由粗分別而細分別，由知易行難，而知難行易，而知行合一，而即知即行。

3. 活在當下，當下即人生。仔細思考只有當下這一刻是真的、活著，專注在當下的作爲，而人生就是每個當下的連結。

4. 勤修戒定慧三學，熄滅貪瞋痴三毒；透過聞思修三慧落實六度萬行，邁向自在解脫的人生。

5. 已發生的事，運作「接受」情緒、「面對」思考、行動「處理」、隨緣「放下」的四它循環。

6. 未發生的事，運作計畫、執行、檢討、再出發的PDCA循環。

7. 經常思維聖嚴法師所說的「需要的不多，想要的太多」，提醒自己少欲、知足，成爲「心中無缺，被人需要」的富貴人。

8. 提醒自己睡覺目的只是休息，不管有沒有睡著都沒關係。半夜醒來睡不著，離開床鋪做些事，一個小時以後再回去睡，此一觀念是幫助我脫離睡眠障礙的最重要關鍵。

9. 精神官能症病友康復的基礎是「改變的動機」，可藉由落實到每天生活中的去除執著之迷你習慣，有耐心地一步一步實現。

10. 逃避與面對的抉擇：感性的害怕導致逃避情緒，理性的面對造就處理的力量，其將分別帶來煩惱與快樂兩極化的結果，而我個人罹病與康復的歷程就是最佳例子。

11. 力行身心健康五寶：持續戶外運動、多元活動（兩動）、心靈修定（一靜）、日行一新、日行一善（雙行）。

來自至親的觀察
——陪伴的重要性

◎一位憂鬱患者家屬緊密陪伴的照顧者之旁白——來自老婆的
　看法

◎來自女兒的看法

◎一位憂鬱患者家屬緊密陪伴的照顧者之旁白——來自老婆的看法

　　翻來覆去、輾轉難眠、翻來覆去、輾轉難眠……，日復一日、週復一週……，從開始的冷眼旁觀，到發現事態嚴重，那已經是經歷數個月了！我從來無法理解，爲何每天工作了那麼長的時間，晚上還不睡覺，直到看到日益憔悴的他，我才警覺他病了，當時僅僅單純的認爲他工作壓力太大，干擾了睡眠，也都僅於口頭上勸他放輕鬆，不要胡思亂想，工作不用那麼認眞。

　　他就是我的另一半，我想要倚靠終身的伴侶，當時我無法承受他生病了，雖然他偶而也會有小病，但我從來沒看到他那樣難過，失眠已經將他折磨的不成樣了。當時的我有著一份工作，他體貼我，怕我因爲他的失眠，影響了我，在一個清晨，我迄今記憶猶新，他猶如交代遺言般的撥了電話給

了我最好的朋友，要他日後照顧我，朋友為此打電話給我電話詢問到底發生了什麼事情，那時候我慌了，我知道他已熬不住了，趕快叫來計程車帶他直奔醫院，尋求醫師的解答。當時他卻主動要求住進精神病房，讓我幾乎快要崩潰。我真不解他患了什麼病？為什麼要住進精神病房？晴天霹靂！我被此一情景重重一擊，腦子一片空白，心裡想著我該怎麼辦？家裡怎麼辦？女兒該怎麼辦？他又該怎麼辦？我該如何是好？

最終，醫師同意他住進萬芳醫院13樓層的精神病房，醫師給了我「憂鬱症」這個名詞，我很陌生也不懂，在他進醫院後，我茫然的坐在醫院候診區，腦筋一片空白，接著我無助的嚎啕大哭，那一刻我才了解所謂「天有不測風雲，人有旦夕禍福」，原本憧憬著美好的未來，此刻正在眼前一片一片的崩解，這麼可怕的病，會有甚麼樣的後果？他會好嗎？能好嗎？時間要多久？往後的日子會怎樣？孩子還小，家裡的經濟又該如何……？一向很依賴他的我，當時真的嚇著了，眼淚直流，腳步邁不開，蹲在醫院門口的角落思考著，我該何去何從，怎麼一個原本健康的，有活力，愛好運動，努力認真有所為的人，會變成這般模樣，會罹患這種精神疾病。

我從小家裡篤信拜神，我想他肯定是中了邪，卡了陰，在這患病的過程裡，我四處尋求神廟，尋求通靈者幫忙消災

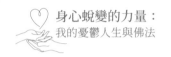
解厄，也無時無刻地呼喚菩薩保佑，逢神必祈，逢廟必拜。

　　初接觸這惡魔般的病症，隨著他住院後，症狀似乎有些改善，15天後出院，感覺事情好像變好了。他也恢復昔日模樣，雖然仍需要靠些藥物，但心情已然放輕鬆些了，也相信神明保佑了。但好景不常，約莫過了半年又再度復發，此次更甚於第一次，除了失眠，身體的不適加劇，胃痛、皮膚有如刀割的痛，走路也需要輪椅協助，每當推著他外出時，我的眼淚就掉不停，想到如此悲慘的日子往後該怎麼辦？腳明明好端端的，卻像癱了一樣，他的疼痛是我無法去體會和了解的，有時看著他受這些病痛折磨的痛苦表情，我還會懷疑真有這麼痛嗎？是不是為了逃避而喬裝痛苦，直到他已毫無活動力，只能整天躺在床上，我才又相信了，那惡魔又來了！

　　此次已不是再次住院即可了，他全身呈現所有的病痛，卻找不到能幫他治療的醫師和藥品，眼見回診精神科醫師一次次加藥、換藥，一天吃下20幾顆的藥，卻不見好轉，身體越來越虛弱，不能坐不能走，幾次救護車進出社區送到醫院，總是同樣的處理方式，檢查後沒病請回，幾次夫妻倆站在醫院門口茫然不知所措，那裡才有救命仙藥呢？這到底是甚麼樣的病啊？無藥可醫嗎？罹患絕症嗎？帶著他還是回了家。

　　就這樣持續承受種種憂鬱症狀的煎熬，但半點法子也

沒有，整天就看他一臉茫然、毫無想法、眼神空洞、一臉憔悴，我真的也無奈，每天背對著他落淚、擔心，面對他則跟他說些大道理，勸他要勇敢，別想太多，別胡思亂想，別……，吃藥就會好，要他想想我和女兒，以為這樣的精神感召對他會有幫助。其實不然，現在回想起來，他那當下已無自主能力去做些甚麼改善的事了。病痛折磨的他已不像當年有智慧，有能力處理事情，只能挨著痛，熬不住就找醫生，任由病症的肆虐並摧毀他的身心。

　　當時的我，現在回想起，每天的日子過得是愁雲慘霧，看著他的模樣，心頭的擔心無法抹滅，總是淚流滿面，對未來感到惶恐，沒有信心，每天擔心著他，無法好轉，想著接下來的日子該怎麼過，腦子裡轉著許許多多的擔憂，又有誰可以分擔，不敢跟親朋好友談起，有些好友前來關心也無法敞開心胸與人交談，那時的自己也感覺瀕臨崩潰，出門工作擔心獨自在家的他，自結婚以來，不曾打理過自己生活起居的他，所有的家事吃喝全須幫著他打點好才敢去公司，有時擔心著他一人在家，趁著中午休息又趕回和他一起吃飯，關懷他一下，讓他不至太過於孤單，因此時常強撐著自己，久了！心累了！身也乏了！每天看著身體越來越差的他，只有不捨及求醫無門。他的工作也因為身體的出現種種的奇怪狀況，而最終放棄了如日當中的職位而退休了。這樣的打擊對他而言是沮喪，是種無奈，他也病重到有了輕生的念頭。我

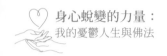
面對這樣的變化，我的擔心恐懼更是加劇，家裡的收入頓時減少了大半，此時的我蠟燭兩頭燒，不敢輕言退休也不敢放他一人在家，面對這樣的困境，有如窮途末日般的日子，足足四年多。

時間分分秒秒，日日月月的過，從發病認為是憂鬱症到後來的不承認是憂鬱症，自以為身體所呈現的各種疼痛是得了絕症造成的虛弱，看遍了所有科別，住院3次，每次出院醫生最終都以憂鬱症做結論，但身體時好時壞，始終不見真正的好轉，好時說些鼓勵的話，壞時陪著他一同承受。假日鼓勵他，陪著他走出戶外，曬曬太陽，都不放棄的想盡一切要幫助他。幸好他也都配合，總不違逆我的心意，任由我安排，當時的我想苦日子大概就這樣下半輩子跟著了，看來想要恢復比登天還難，所以盡力的說服自己去接受這樣的結果，每天盡可能的安撫他、陪伴他，讓他有些活力，補充他的營養，照顧他的感受，以同理心耐心陪伴著。

屋漏偏逢連夜雨，人說禍不單行，就在他病發後，我正為將來的日子苦惱著時，我居住的公寓後山，發生了土石流，我在公司接到他打來的電話時，並不以為意，等到下班回到家，才知事態嚴重，他整個人已嚇到呆若木雞，無法言語，這無疑是雪上加霜，我們如何還有能力承受這些變數。當然往後的日子更是難過了，除了身體病痛加劇外，煩惱也更多了，因為後山的施工深深影響我們的作息，白天幾

乎不得安靜，他如何養病？暫時搬離，是要租屋還是回老家⋯⋯。處在這樣的窘境裡，回到台南公公家，應是最好的抉擇，雖然此時的他已病入膏肓，但我毫無法子，只能將他送回去，那時的公公身體也同樣的令人擔憂，我因為要工作無法同行南下，而支身在台北的我，天天心繫著他的變化，如此艱苦難挨的日子，擔心煩惱始終不減。

記憶中，有一天看到報紙上，是一篇短文寫著「不必儲蓄煩惱，勇敢樂觀的去面對你所碰到的困境」，當時此句話撼動了我！心裡想著這5年多來每天愁眉苦臉擔心害怕，不正是每天在儲蓄煩惱，壓得自己喘不過氣嗎？真有如當頭棒喝，於是我告訴自己應該勇敢的去面對這些問題，就當作是上天給我們的考驗。記得念書時，讀過孟子的一句話：「天將降大任於斯人也，必先苦其心志、勞其筋骨、餓其體膚、空乏其身、行拂亂其所為⋯⋯」我想應該就是這樣吧！我們不正在接受這樣的試煉，苦心志，勞筋骨，痛體膚，身心備受煎熬。當我有了這樣的認知，頓時感到內心輕鬆多了，煩惱也少了，雖然眼前的困境沒有任何的改變，但我確確實實的不再那麼擔憂未來而開始接受現況。

心念改變了，接著好事似乎就降臨了，就在這樣的狀況下，得到一位好友從報紙看到的報導，知道了「憂鬱症是會造成患者全身性的疼痛」，我將這報導轉述給已經慢慢接受自己是得了憂鬱症的他（因為最後一次住院20天做了各式最

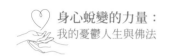
新儀器的檢查，甚至做了脊髓穿刺、注射類固醇止痛等，最後還是找不到病因而出院），並去找了寫這篇文章的長庚精神科張家銘醫師，開始進入對的治療系統來對症下藥，而他也願意按時的服用醫生開立的藥品。

接受張家銘醫師的治療後，他的身體有了改善，作息漸漸規律化，也有了餘力去閱讀相關書籍，從中吸取別人患病的經驗，加上自己思想認知的改變，接受了退休後種種生活的調適，也能安排自己喜歡的運動、娛樂、學習。就這樣一點一滴的改變，慢慢的憂鬱的症狀也神奇般的漸漸遠離。做為妻子的我，看見他努力讓自己好轉的用心，陰霾許久的心終於露出曙光，並一點一滴的累積出今日康復的成果。

在這幾年轉好的過程，他也有幸加入愛心會做了電話志工，願意分享他這10年的經歷，分享給還在苦難中的病友，相對的也從病友身上得到許多啟示，助人自助，就是這樣的道理。如今看到比以前更好的他，我甚感欣慰，雖然是一條很艱辛的路程，但因為互相扶持，理解體會了憂鬱的威力，努力尋求治癒的方法，將藥物的使用完全交給專業醫生，自己將重點放在認知行為的調整上，因為憂鬱會找上門，應是長久以來個性上的問題，所以必須發心思努力去改正！

經歷了前後10年互相陪伴照顧的日子，我深深以為，陪伴者通常是首先接觸到憂鬱症的家人，應該先要去了解他發病的原因，盡力協助病人，耐心陪伴，真心傾聽，陪伴是憂

鬱症患者最需要的，要盡量理解他們的病況，因爲患者此時是無法跳脫自己不正常的思維，而且除了心的問題之外，還會伴隨許多身體的病痛，所以他們是自顧不暇，很難再去體會照顧他陪伴他的人是多麼疲憊與痛苦。所以靜心的陪伴，照料好他的起居，不要當他是故意找你的麻煩，因爲你就是他最大的幫助。

生病者通常最想得到的是有人問候關懷，陪伴者必先照顧好自己的身體，也要照顧好自己的心，才能走出這難熬的日子。當有一天患者因你的陪伴照顧，而了解到你的辛苦，也許曙光就在不遠處了，因爲正確的信念是最大的求生能量，這是我個人的體會。而當他自己有了置於死地而後生的認識後慢慢好轉，因心念改變而獲重生的機會。我最終也於2011年退休了，開始陪著他過著彼此互相關懷、互相扶持的退休生活。而爲了能夠分享一些陪伴者的經歷，我於2016年也進入愛心會，跟大家一起努力在這塊園地裡耕耘希望能爲憂鬱症病友及照顧者略盡一份心力。

◎來自女兒的看法——我的爸爸眞正成爲了我最好的典範

回想起小時候對爸爸的印象，是一個刻板的權威父親角色。他事業成功、工作總是早出晚歸，爲了家庭奮鬥，提

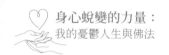
供我們舒適的生活、讓我受到很好的教育。他有時會幽默說笑，但在教導我時總是非常嚴厲、對我的要求很高，有瞪我一眼我就會哭出來的那種感覺。在學業和事業上，爸爸是我尊敬和學習的對象。但在生活上我們相處的時間不多，他也鮮少在我的面前表現出喜怒哀樂，或談論自己的想法和任何情緒，在我心中他就是理性的代表。總而言之，我們父女的關係可以說是疏遠，而我對他作為一個「人」的了解也十分的平面。

上大學後，我離開家鄉到外地去，期間爸爸因為憂鬱症，情緒跌落低谷。當時媽媽怕我擔心，選擇對我隱瞞爸爸病況的嚴重程度。我隱約地能夠感受到，但或許是大學生活的新鮮，又或是與父親關係較疏遠，我下意識的逃避、不想去探究，也不積極的參與。我只記得久久回家一次，爸爸會坐在他在餐桌的固定位置，強打起精神和我聊天。媽媽總是會對我說：看到你爸爸就好多了。而我總是拿這個說服自己，這就是我對這個家庭現況盡的一份力了。一直到了我的心智更成熟後，我才後悔自己當時對這個病症的不了解。我常不忍想像父母是怎麼走過來的，也希望當時我能做得更多。

幸運的是，爸爸靠著強大的意志和身邊其他人的幫助，走過了那段最黑暗的時刻。大家都是這樣說，他的心和眼界變得比以前更加寬闊，他脫胎換骨變成一個新的人，我想他

是用他最熟悉的科學方法，幫自己找出了解方。直到現在他還是不斷的學習和進步，並且將他的方法分享給正在經歷他曾經面對的痛苦的病友們。而我們父女現在也可以深入的討論各種不同的議題，我向他學習、有時辯論，關於如何面對人生的所有面向。很高興的，我的爸爸真正成爲了我最好的典範，不論是在生活，還是工作上。

重點提示：

1. 陪伴者的角色：穩住自己的身心、陪伴、同理、傾聽、耐心、不斷尋求外部的協助資源、多方嘗試、等待機緣。

2. 陪伴者在病友的康復過程中，扮演舉足輕重的角色，尤其對疾病的了解是最必要的，能夠先協助陪伴者在觀念及做爲改變，再帶動病患的日常互動的改變，將會有事半功倍的效果。

第九章

來自親友與志工的觀察

◎同事篇

◎佛友篇

◎同學篇

◎志工篇

◎同事篇

●來自當時公司總經理紀慶霖的觀察：從陰暗幽谷到光明淨土

　　章安兄和我結緣於1983年，他加入我當時主持的一個「精密陶瓷」研發專案。記得當時他在成大博士班已修畢學分，並且通過資格考試，僅剩博士論文尚未完成。章安兄為如期完成開發專案，始終無暇撰寫博士論文，也因此錯失了博士學位，令我銘感在心。印象中，那時候的他是一位材料專業底蘊深厚，不脫學術氣息，沈默內斂，成就動機強烈的研發人員。

　　之後開發專案有成，1989年技轉成立公司，由我擔任總經理，章安兄其後也加入了新公司，擔任部門經理，後來又高升為產品事業部副總經理。隨著產品項目及營業範圍日益擴增，他所肩負的責任也日益加重。

　　公司的營運在2001年股票上櫃成功後達到高峰，之後章安兄所負責的產品事業逐漸面臨到市場萎縮及新競爭者加入的雙重壓力；加上寄予厚望的新產品開發及市場拓展也不盡如意，事業前景蒙上一層陰影。也就在約2003年，章安兄開始出現了初期憂鬱症的徵候。由於他個性好強，可能也尚未意識到憂鬱症悄然襲來，他並未向同事透露病情，只是漸常請假，有時開會委請同事代理，直至他請長假，住進萬芳醫院隔離病房，同事們才意識到他病情的嚴重性！

　　有云：憂鬱症是廿一世紀的黑死病，盛行率高，有些患者反覆再發，終生難以擺脫，更有些患者不堪其苦，走上自殺的不歸路。坦白說，當初章安兄罹患此症，我也曾擔心他會不會深陷其中無以解脫，只能盡全力協助他，所幸他勇敢面對，在親友陪伴下，歷經他自述的治病期、調適期及康復期，終得以在2013年完全擺脫病魔，完全康復！

　　那以後有幾次在各種場合見到他，可以感覺他變得十分開朗，也樂於主動與人接觸。從他口中，知道他參與了愛心會，並擔任主要幹部，積極協助病友的心理復健；也知道他發心向佛，既學佛理也在日常生活中實踐佛道，以各種方式利益自己也利益他人，內心為他欣幸不已！

　　令我驚訝的是，章安兄在鑽研佛法的過程中，旁徵博引把他累積的科學及管理學概念加入自成一格的佛學系統裡面，用來闡釋佛法的精深博大，我都打趣說他失之東隅收之

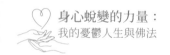

桑榆，可以去修個佛學博士了！

　　章安兄在2004年罹患憂鬱症，從曾經痛不欲生到如今實踐佛法，安頓自我並積極協助他人的過程，不啻是為憂鬱症得以完全治癒現身說法，為身受其苦的病友們點亮一盞明燈！做為他昔日的同事及朋友，除了對他的浴「鬱」重生感到無比欣悅外，也要在此表達誠摯的敬意。

●來自任職公司工作夥伴曹中亞的觀察：心中不變的老吳

　　老吳是我剛進台泥研究室精密陶瓷組的長官。從助理工程師開始跟著他進行陶瓷電容材料的開發，老吳對工作的執著與熱忱讓我印象深刻，尤其在開發計畫專案上投入的深度往往會讓年輕人望塵莫及，像是要追求完美極至的目標，如果還有不清楚或是不確定的問題，都會重新設定目標按部就班去探索。也是因為經過這樣的訓練，讓我從他身上學習到許多解決問題的手法。

　　老吳有運動的天賦，在網球、乒乓球、羽毛球、籃球、壘球、高爾夫球場上，都有他的足跡，有時我們也會利用周末假期相約在籃球場上較量，在工作之餘用運動拼鬥來消耗體力，轉換成汗水，可以忘卻煩惱紓解壓力。另外讓我印象深刻的，是老吳手寫的字跡如同工整排列的正楷字體，當閱讀老吳寫的研究報告時，總覺得有種賞心悅目的感覺

　　老吳在我心中一直有不屈不撓、敢於拚搏的堅毅形象，數年後，與他在關係企業信昌電子共事的一段日子裡，可能是長期生活壓力或是體質改變，他漸漸變得沉默寡言、意志消沉，有時在對話中會感受憂鬱症的表象。就這樣持續了兩年，當中我也看到老吳獨自對抗憂鬱症，症狀時好時壞，後來完全退休至家中調養。

　　很高興也很激動，很快地他從孤獨的黑暗中走出來，也找回了自信，從對話中覺得他的語氣聲調與從前有很大的不同，再次見面已是脫離枷鎖換成喜樂、愉悅又自在的老吳。最讓我感動的，是從一個被關心者轉換成關心他人的領航者，記得老吳有一次與我分享他作為志工的成就感，引領許許多多沮喪、無助的人跨過障礙走向光明，至今與他認識30年，依舊是我心中不變的老吳。

●來自任職公司同事王金寶副總經理的觀察：活出人生新樣貌

　　當章安兄說要出書，邀我寫一些見證，我腦中最先浮現的是過去三十年來一段段的往事，這些記錄了過去人生的軌跡，不管時空的摧殘、歲月的侵蝕，往事歷歷在目。

　　我認識章安是因為兩家公司合併而成為同事，剛一起工作時，表面他是運動細胞很發達、開朗陽光、為人非常客氣，再進一步接觸，發現他責任心很重、企圖心很強、自我

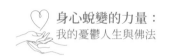
要求很高，在壓力大時就會焦慮、自責、易怒，我看過他在總經理主持會議時暴怒而離席的尷尬場面。

他負責的材料事業部生產供應圓板型電容器瓷粉，原是品質一流、價格獨一，市場所向無敵。但好景不常，2002年公司掛牌上櫃，事業部擴大規模要生產MLCC瓷粉，初創時品質及推銷產生很大的阻力，讓事業部由盛轉衰，壓力非常大，常常失眠，他又有慣用單一思考，在人格、意志力受挫下，自律神經失調，產生了憂鬱症，2004年住院治療，當時狀況差時連風吹到腳都會痛。

2005年他以顧問方式半休養上班，在壓力紓解下又恢復了往日陽光的形象，我在大陸返台要主持材料事業部會議時，他都不厭其煩的告知我細節、相迎相送，看不出是有症之人。

2008年章安兄工作年滿25年申請退休，退休後壓力全除、無藥自癒，我們老同事成立一個樂活組，他不但積極加入，並常為我們講述憂鬱症起因，過程及如何走出陰霾，更重要的他到處去分享他的經歷，開導有此症狀者無數，並獲邀座談及演講。從章安兄的身上，可見證很多的事情，是心態改變了，並且堅持就找到了希望，也會越挫越美麗，心態正確了，就如「竹密不妨流水過，山高豈礙白雲飛」，人生就有不一樣的樣貌。

●來自工作助理寒萍的觀察：對憂鬱症的了解

對於憂鬱症，其實大多數人都是懵懵懂懂、一知半解。對於憂鬱症的想像，不外乎就是，心情很低落、什麼都不想做、怎麼樣都不開心……、就樂觀一點、想開就好了，有這麼嚴重嗎？……

憂鬱症在現今社會中，已是常見的病症，所以需要讓大家知道更正確的「關於憂鬱症」。我認為，實際經驗的分享是很重要的。就像學校有教知識，也有實習課一樣，透過實際的接觸或經驗分享，更能讓人理解所謂的「憂鬱症」是什麼。

我與章安大哥認識，已經是他康復之後。和章安大哥的工作配合上，感受到他是很有條理的人，平常聊天中也不吝嗇分享許多經驗、知識；熱愛運動，時常去爬山、打球，也總是帶著笑容、非常健談。所以一開始聽說章安大哥得憂鬱症時，真的很難相信。

透過章安大哥的分享，讓我了解原來憂鬱症不只是「憂鬱」，它會影響你的身體，讓你感受到疼痛；它會影響你的心理，讓你沒有動力；它也會影響你的家人／朋友……。許多人對於這類的病症十分避諱、不願讓他人知道，但章安大哥與太太，在跨越這個困難後，非常友愛的與他人分享；因為自身經歷過，所以更能體會身在其中的感受；透過章安大哥的分享，相信能讓許多有憂鬱困擾的人或是其親友，可以

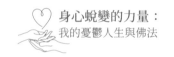
得到更多的資訊、管道，以及希望。

◎佛友篇

●來自陳如秋師姊的法鼓山因緣：心病需要心藥醫

　　第一次見到吳師兄是在他的鄰居素香的家裡。那時的他已生病一段時間，為了讓他有機會跟外面多接觸，素香邀請了一些好友到她家聯誼。當大夥開心的聊天時，我注意到臉色不佳的吳師兄似乎在努力壓抑自己的不適。他安靜地坐在那裡，幾乎沒有說話，十幾分鐘後，他站起來跟大家告辭，留下他的太太秀桂師姐一臉的擔心。

　　之後我從素香和秀桂師姐那裡得知，吳師兄得到憂鬱症已經有一段時間了，對什麼事情都失去了興趣，每天無精打采、渾身乏力，只待在家裡，什麼事也無法做。常言道，人有三魂七魄，感覺他的魂好像飛了，完全喪失了生活的動力。據了解，導致吳師兄罹患憂鬱症的原因有二：一、從小成績優異的女兒沒考上北一女，只考上中山女中，與他的期待有極大落差；二、原本一帆風順的專業經理人工作，因為受到一些因素影響，公司的業績嚴重下滑，導致心理壓力爆表；就在這雙重打擊下，終於憂鬱症病發。當時焦急的秀桂師姐在素香引介下，參加了法鼓山文山辦事處的讀書會，希望用佛法來幫助她先生的病情好轉。

　　考慮到對人事物皆喪失興趣的人，要立即閱讀佛教書籍且有成效，我自忖應該不容易，恰巧那時候法鼓山即將開山，地區常常需要上山支援義工，因此，我嘗試邀請他們夫妻參加義工行列，沒想到他們答應了。第一次出勤是去大殿做清潔工作，吳師兄被分配到清理窗戶那一組；由於女眾較多，他被請求幫忙提水，雖然身體沒什麼力氣，但他還是勉強自己去做。在忙碌一整天後，在回程的遊覽車上，我邀請大家做心得分享，吳師兄閉目養神沒有發言，秀桂師姐則在做義工過程中，看到原本讓她擔心的先生竟能全程參與，內心非常感動，主動舉手分享內心的感受。

　　在多年後的一次聚會裡，我請吳師兄回想第一次上法鼓山做義工的心情，他告訴我當天他內心滿愉快的。從那時起，我注意到吳師兄的生活明顯動了起來，在下班回家路上，我時常碰到他，這時他通常要去爬仙跡岩或去打籃球，精神越來越好，同時也陸續參加了不少法鼓山的義工勤務，任務包括交通、音控、醫院關懷……等。令人印象深刻的是，成大材料科學研究所畢業的吳師兄從不挑工作，請他支援哪一組，他都會盡全力配合。執勤的地點更從金山的總本山延伸到三峽的天南寺。在天南寺做義工時，有一次機緣，他與一位鄭師兄同組，這位鄭師兄安靜、話少、心無旁鶩的工作態度，讓吳師兄對生活的方式有了更新一層認識，於是除了爬山、運動、聽音樂……等活動外，他開始翻閱這幾年

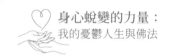
來我陸續送給他的聖嚴法師著作，這些書籍不僅讓他釐清了正信佛教和民間信仰的差別，裡面更包含了許多可以解決憂鬱症病痛的法寶。吳師兄更在身體康復後加入「生活調適愛心會」，在接受訓練後，成為幫助憂鬱症朋友的志工。

衆所週知，憂鬱症是精神官能症的一種，其主要致病機制是大腦內的神經物質分泌失調。雖然造成的因素有多種，其中因遭受重大壓力而得病的人不在少數。這些病友在生活上，常會出現心情低落、對事物失去興趣、失眠、無助……等症狀，嚴重者還會企圖自殺。而且，根據臨床研究發現，憂鬱症患者在治癒後，復發率極高，有的一年半載復發一次，有的幾年復發一次，因此，若要完全康復，光靠藥物治療是不夠的，必須藥物及心理治療雙管齊下，才能有效幫助患者的身心痊癒不再復發，而佛法在認知心理的轉變上，扮演了一個非常重要的角色。就以吳師兄的親身經驗為例，藥物只能讓憂鬱症造成的各種不舒服症狀減緩，無法完全治癒，必須在服藥症狀緩解後，心緒穩定，搭配心念的改變及行動，才能真正邁向康復之路。經過幾年下來，吳師兄在復發過一次後，就逐漸走向穩定，而佛法不僅提供他百分百的支撐，更讓他在心性調整與提升後，有能力去幫助其他病友。佛法到底有什麼良方，可以治好這種病呢？

其實心病需要心藥醫，而佛法就是治療衆生身心疾病的良藥，佛法的所有法門，都是為了對治衆生的種種煩惱，

當心中的煩惱沒有了，病也就好了。舉例來說，佛法講「因緣」，所謂「因緣」是指一切事物的生成必須依賴各種條件，當各種條件聚合時，某種事物或現象就會產生，當這些條件消失時，某種事物或現象也會隨之消失。例如一顆甜美多汁的水蜜桃，它需要陽光、空氣、水，以及農夫的辛勤照料，成熟之後才能被大家享用。如果水蜜桃在成長過程中，遇到了水災、旱災或其他意外，結果就大相逕庭了。明白此一道理後，一位憂鬱症朋友就能了解，在生活中有很多事物是個人無法掌控的，個人能做的就像那位辛勤的農夫，盡一切努力去促成好的結果，如果能夠成功，當然最好，要心懷感恩，萬一結果不如預期，就要練習「放下」，因為世事是無法盡如人意。如此壓力自然會逐漸減少，而慢慢走向康復之路。

另外，佛法強調「慈悲」和「智慧」。慈悲是盡自己的能力去關懷幫助需要幫助的人；智慧則是無論在處理他人的事或者自己的事時，都要先把自我放下。當一位憂鬱症朋友願意走出去關懷幫助需要幫助的人時，他不僅打開了自己心中的窗，助人的快樂也會像陽光一般掃除他內心的陰霾，而在處理他人的事或者自己的事時，若能先把自我放下，不以自我為中心，看事情的角度自然就會不同，過去許多打不開的結因而會逐漸鬆綁。

以吳師兄為例，當他開始去萬芳醫院關懷病重的老菩薩

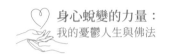
後，便會反思上天給了自己一個很特別的禮物，讓他有機會看到這些老菩薩在人生最後一段旅程的「苦」，因而感覺自己很幸福。另外，每週一次的帶動念佛關懷，更讓他體悟到生命的無常，因為有時候這次去關懷的老菩薩，到下次去時已離開人世。因此，吳師兄下定決心要積極珍惜、把握每一天，並在聽到聖嚴師父的一句話：「佛法這麼好，知道的人這麼少，誤解的人這麼多」時，發願要盡自己的力量努力修學佛法，幫助憂鬱症朋友。

認識吳師兄至今已經十五年，回想當年，他有如墜入生命的深谷，如今卻神采奕奕地過著每一天，並且致力幫助憂鬱症朋友找回生命中的春天，這真是應驗了「利人便是利己」這句話。在此我要特別祝福他心安平安，把握精采的今天，走出燦爛的明天。

◎同學篇

●來自大學同學至友黃鎮臺的觀察

章安是我大學的好友，我們相交近50年，十年前看著他開始遭受憂鬱症的苦，彷彿人生有了新的功課待修。

而這一路走來，他從白天的宅男閉鎖至走出家門與大自然接觸，並和外界恢復聯結，以及由個人的自救到不斷地利他助人，其中緣由是另一半的支撐陪伴、專業醫師的治療，

還有最有效的，是他的願意改變。

　　他不但跳出了僵固的框架，成功的轉變人生步調。進而無私地將自己療癒的經驗，透過佛學和心理學的深度探索，再以系統化方式寫出讓人容易理解的內容，希望能夠提供憂鬱症病友擺脫人生的困境。

●來自大學同學至友李榮發的觀察

　　章安是我大學的同學，印象中的他，斯文聰明略爲靦腆很可愛，我們暱稱他「米老鼠」。

　　畢業後他學業更上層樓，且進入大企業工作，娶了賢妻生個可愛的女兒，完全是人生勝利組的模樣。多年以後，我忽然聽老同學提及，他好像得了憂鬱症。打電話去他家中，大嫂接的電話，告知米老鼠根本不肯下床，足不出戶已經有段時間。千方百計終於和他說上話，婉言相勸，請他找到力量，爲自己和家人努力復原。而後終能見面時，他已經脫離谷底的黑暗，慢慢上升了。這段復原的期間，相當漫長，心理導致的身體不適和疼痛感從來沒有離開過，每天每日的不斷鼓舞自己，拉抬自己的掙扎，實不足爲外人道。但是他最終走上康復平穩的道路。

　　回首過去，絲絲縷縷的細節映入腦中，順利的求學和求職生涯，使命必達，嚴格的自我要求，

　　事事順己意的妻女，帶來美好表象的生活外觀。然而相

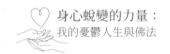
對應產生的忍耐逆境的脆弱性卻慢慢滋長而無所覺。公司組織的變化帶來的裁員風波，是壓垮他的稻草。忽然之間不能好好睡覺了，不想和別人接觸了，甚至不想活了，原來人是如此的脆弱啊。跌跤可能隨時發生，順境不敵無常，他後來不但領悟了，而且決定利用這個切身的痛，這個機緣，放下對小我的執著，對大的世界做一些付出。期盼自己的痛苦經驗可以幫助身陷其中的人，找到活生生的見證。憂鬱症是可以處理、可以治療的，從擔任接電話回應憂鬱症患者志工開始，他漸漸擴大關懷範圍，接觸個案，領導讀書會，在有限的資源下持續舉辦活動，同時自己也努力進修，學習佛法，帶著自己和有緣人同步向前。

身為老友，一路走來，看過他的光芒和狼狽，理解他的痛苦和堅強，甚至單純由人的觀點來看他的磨練和歷程。我要說米老鼠加油！你是有貢獻的人，你的人生是充實而有意義的。

●來自高中同學至友韓雄文的觀察：我認識的章安

我和章安是高中同班同學，在校期間並不熟，一則課業繁重，另一是兩家距離很遠，下課後各自分道揚鑣，在印象中只覺得他身材不高，但運動彈性很好，看他打籃球或排球表現優異，絲毫不受身高所限。上了大學雖然同校但不同系，也少有往來，頂多在同學會見面寒暄而已。碩士畢了業

後各自發展，我搬回台北信義區老家，他也上台北工作，買房子在景美，兩家距離稍遠偶有來往，後來我的大兒子認了吳太太當乾媽，兩家互動漸多，常一齊出遊／吃飯，內人心血來潮時也會與吳太太電話聊天。

章安IQ、EQ、運動皆佳，在公司發展很順利，昇遷到副總經理職務，不料某日內人從吳太太處獲知他已生病一段時間，令人震驚經常運動的人竟然得病，於是趁著放颱風假去探視，感覺人瘦了且消沉，講話有一句搭一句，告知全身肌肉痠痛，風吹過後皮膚也會痛，不知道哪裡有毛病，當時我有腰痛問題，所以相約去找中醫治療，印象中去過五股、北埔、瑞芳等地，對他而言似乎無效，隨之病情加劇，睡不好、沒食慾、全身乏力又疼，所以無法工作請假在家休養。

之後，他又繼續遍訪各大醫院名醫，也曾住院治療，最後才被診斷出是精神上問題——憂鬱症。章安是樂觀又自信的人，朋友們都難以接受此病名，我也無能爲力，只好偶而利用假日前往探視，心病還是要從心理上去治療，勸他心情放鬆、放空自己，但是效果有限，覺得他越來越消沉，講話有氣無力，話也較少，工作也辭掉，每日要靠安眠藥才能入睡，食量很小，他對身體復原毫無信心，且感覺來日不多了。所幸，吳太太對他不離不棄，盡心盡力照顧，再加上學習佛法，情況有了轉機，他開始去爬山、學畫畫、聽佛法、作志工，也會和朋友一齊聚餐，狀況日見好轉，眞慶幸他有

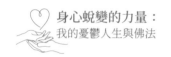

了這個轉變，到目前好像變成一個積極又樂觀人，和生病時判若兩人，還常常會向朋友們解釋佛法，我們都稱他為吳大師。

◎志工篇

●來自愛心會前秘書長暨會刊總編輯林謙謀的觀察：從章安的故事談「憂鬱症的治療」

　　本書彙集的部分文章，都曾經登載於愛心會刊中。我做為愛心會刊編輯人，理所當然，必須研讀和略懂其義。其內容對佛法精闢的見解，和將各個「名相」做系統性的排列組合，簡單易懂；尤其知道，他有心將自己的療癒心得整理成書，為自己的生命留言紀錄，和現身說法、傳法助人的意義，我當然義不容辭的就我所知所見，為他說幾句話。

　　一方面我自己也曾經是患者，在這個領域的自助助人團體，即「生活調適愛心會」，療傷的歲月中，20幾年來，我們大家都在自助助人，相扶相成，大家手牽手，摸著石頭過河；有幸至今，我們都因經營這個園地而得以痊癒，找回健康。是菩薩保佑！善哉！

　　從身體疾病對症狀的治療，到學習佛法後心靈的療癒，所謂身、心、靈真正的得到平衡，修身養性才是真正的健康。我個人是比較偏重於推展「日本森田理論學習」，它對

憂鬱症的治療是「做就對了！」「什麼時候做？」「現在做！」「怎麼做？」「一生做！」；因為要跟煩惱、習性、執著、頑疾戰鬥，而所謂戰勝者，就是接納它、適應它、無所謂了、不在乎了！它就是如此！即森田療法的中心思想：「順其自然，為所當為，事實唯真，行動實踐！」我們就是此等療法的實踐者！

「集談會」是團體心理治療的延續團體，是在25年前由旅美歸國的台大醫學院簡教授創立，他曾經擔任台北市立療養院（現改名為松德院區）院長五年，致力推展恐慌症的團體心理治療，在當時的醫療環境，及社會一般人認知不足的情況下，引起很大的震撼，大家開始了解原來恐慌症會引起心律不整、心悸、呼吸急促，害怕隱密空間，有的全身都會痛，還每天定時來襲……等症狀。也因為有了病友組織愛心會志工的加入陪伴、同理、支持、關懷或見證，才讓很多人得以痊癒，生命可以重建並重新步入社會。

去年9月我與愛心會伙伴六個人，參加《中國蕪湖第十屆國際森田療法學術大會》三天課程，帶回很多學術論文，獲益良多。值得一提的是，在飯店櫃臺結帳時，有一個學員，聽到我說話的口音，是台灣團的，問到我的名字說：「他有來嗎？」我回他：「就是我啊！」他說要特別感謝我，因為在13年前，在山東淄博的第六屆大會上，他聽到我演講見證中的一句話：「恐慌症不會死，不會瘋，不要自

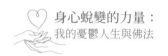
己嚇自己！」他悟到了，受用一輩子，很感激！在跟我合照後，大家趕著車，匆匆離去。這是我此生助人20幾年，得到最感動的回報！

章安在愛心會，從專線電話開始，每周星期二全天值班，我去輪值時，常有粉絲指名要找他，又說喜歡聽他的智慧語分享，能夠得到啟發，找到方向，建立正能量和自信心。後來進而為團體心理治療志工，繼而勇於承擔為愛心會志工隊長，每個月排志工輪值班表，能夠面面具到，著實不易。

除了做為台南憂鬱症專題講座的主講人，能夠勇於面對社會，對憂鬱症異樣的眼光或偏見，頻頻上媒體介紹愛心會和自己的病史，目的是助人利他，和推廣簡教授「自愛轉博愛」的精神。又定期帶動推展爬山運動，鍛鍊身體接近大自然，用走路、爬山、流汗水自我察覺，達到「身、心、靈」真正的平衡健康。再者談到「台北第二集談會」及個案輔導：我曾經和章安一起到台中參加一個募款活動「華科慈善基金會」贊助，由當地的一對夫妻接待我們，就是他輔導的個案，可見他的廣結善緣。

以佛法的「因果論」來說，疾病只是結果；尤其是精神官能症，是屬於心理疾病，找到它的「因」是很重要的，所以必須讓他（她）聽得進去，講得出來，還有需要有人願意聽他說，這是很重要的過程。我們就是在營造、推動這樣的

工作，希望幫助更多失去依護的心靈。因為我們都曾經是同病相憐。

期待「你、我」都能健康、快樂、幸福、美滿！祝福大家！

●來自愛心會志工隊長潘郁仙的觀察：與章安在愛心會的共修

我是在愛心會認識章安的，我們是同一期一起進入愛心會，一起上課，一起服務，對他的第一印象就是他的嘴角永遠保持一抹微笑，眼神總是帶著一點淘氣，很難相信他曾經得過重度憂鬱症。

從小天資聰穎的他，一路都是人生勝利組，做事都順風順水的，卻因為工作上一度的不順利而陷入憂鬱，後來參加愛心會時狀況已經改善很多，但他說真正讓他脫胎換骨的是參加了生命探索讀書班，從東方哲學領悟到順其自然的人生，而後在寬謙法師佛法的指引下，找到了人生新的方向，從此致力於幫助病友應用佛法遠離憂鬱、焦慮。

愛心會是一個精神官能症的病友團體。近年來因為生活壓力大，官能症的患者人數不斷增加，但大多數的人除了門診拿藥外，少有其它治療知識及方法。而病友們透過愛心會的協助，除了可以參加醫師主持的團體心理治療外，愛心會主辦的演講活動也提供給一般大眾官能症的正確的知識與治

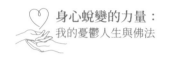
療保健方式，另外愛心會更舉辦很多有趣的課程及輕鬆的戶外活動，用以鼓勵病友拋開煩惱，走出家門，擁抱生活及大自然。

在愛心會，章安總是最樂意接受新事物，勇於挑戰並且不畏懼承擔責任。為了讓自己在痊癒過程中的成長經歷幫助其他需要幫助的人，章安主動擔任團體心理治療的志工，還利用個人資源創辦集談會，讓病友有地方可以吐露心事、吸收新知，每週章安還會帶著大家在台北近郊爬山，就是為了支持病友，讓病友知道在痊癒的道路上並不孤單。除此外，章安還積極參加各社團組織活動推廣愛心會助人的理念，當然最重要的是幫愛心會募了不少善款。基本上，他是用過去在大集團高階主管的精神用心在經營愛心會，就是希望能協助更多官能症的病友早日走向人生光明，而我有幸與他合作，因此學習到不少助人的理念及經營管理的精髓。

痊癒後的章安總是會把幾個信念掛在口中，我印象最深的有：

1.不要非黑卽白，凡事都是要有彈性。

2.對於外在環境與大趨勢，我們要謙虛看待，那不是我們可以改變的，接受它、順應它。

經過多年的生病，痊癒後的他仍然是那個生病前勇於嘗試，積極投入生活的章安，但不同的是他更清楚地知道怎麼

生活，也更明白上天安排他經歷苦難，就是希望他將佛法與
憂鬱症作出整合，讓有需要的朋友都能受惠。

第十章

過去十年縮影成十日的再體驗

◎愛心會的歷練
◎十日憂鬱復發的試煉
◎原因分析及帶來的啟示

◎愛心會的歷練

　　回顧我七、八年來在愛心會的因緣，一開始接受完整的認識精神官能症課程訓練，再經歷電話志工及團療志工的充足實習，對外與相關協會的接觸互動，建立起幫助憂鬱症朋友的紮實基礎。過程中持續透過電話熱線安撫病友當下的情緒，提供個人經歷的分享，甚至個人心得的協助，與適當志工、醫師及團療的轉介。初期在醫師的團療裡運用格言與森田理論內容的啟示、生活化的詮釋引導，後期在互助集談會中的定期陪伴、主題式的分享、以至落實到每位病友日常習慣的推動。每天把自己對憂鬱症的感受、內化、心得、體驗，透過個人式互動對談、整理製作分享投影片，經常在相關通訊群組利用文字分享不斷告訴病友及照顧者，讓這些求助者得到若干的依靠與參考。

　　除了愛心會的內部活動外，我也經常利用這些打下的基礎對外擴展，包括上廣播電台、電視電台、報紙、雜誌等媒

體接受訪問、分享經驗，以期能幫助更多有相同經歷的人，詳細的陳述可參考〈認識自己〉的章節。這些活動也變成自己生活的主要部分，這些累積的訊息與能量，也變成支撐自己的最大動力，自己能夠維持相對穩定的心緒，過著平平順順生活，乃至碰到一些困境與挫折，能夠不受太大影響的具體回饋，然而⋯⋯，仍有新故事的出現。

◎十日憂鬱復發的再體驗

本以為與憂鬱症已成為絕緣體的我，竟然在民國108年過年前後，又經歷了一次為期十天又猛又兇的憂鬱症狀襲擊。茲將這場來得快、去得也急的憂鬱症經歷詳述如下。

108年農曆過年前九天，不知什麼原因突然拉肚子，雖然次數不是很頻繁，但腹瀉的狀況還蠻嚴重的，每次都是水狀的排泄過程。剛開始我覺得應該是吃了不清潔的食物，家裡的胃腸藥吃吃大概就可解決，但卻感覺到一點都沒改善，隔天只好到十幾年前常常光顧的胃腸科診所掛號就診，雖然剛好不是那位之前看的熟識醫師，也覺得沒什麼大不了的，隨緣就好了，於是看完診拿了藥回家按時服用。然而服過幾次藥卻都沒改善，而且每次上廁所開始就有壓力出現，預期應該會變為正常啊！但卻都是事與願違，再加上老婆知道後也加入擔心的行列，每次如廁變成一天擔心的焦點，猶如等

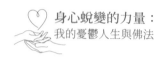

考試成績放榜、等樂透開獎一樣的心情，而每次的結果都是落空茫然收場，驚覺是否又掉入當年憂鬱症發作當時類似的情景，進而開始引發夫妻兩人相互影響，越演越烈、沒完沒了的循環。

之前發生過的憂鬱症症狀又開始顯現，失去活力、提不起勁、不想講話、度日如年、腦筋空白、無所適從、睡眠也受到影響，老婆看到我臉上的表情，開始感覺到大事不妙。內心深知不能坐以待斃，還是得維持每天規律的運動習慣，所不同的是，不再是我自己單獨的去爬仙跡岩，而是約老婆一起走河濱步道或大安森林公園。邀約朋友到野外踏青，過程我也變得沉默寡言，找不回愉悅的心情，好像是虛應故事、草草交差的感覺，連朋友也發現非比尋常，偷偷地詢問發生了什麼事情。

這段時間身體不適的問題明顯地帶著情緒一直往下掉，理性也開始挑戰自己，不是一直在叫病友應該要正向思考嗎？不就是胃腸不舒服找醫生解決就好了嗎？不是這麼長的時間都在協助病友，怎麼自己一點辦法都沒有了呢？不是已經經歷過一次十年慘痛的教訓嗎？怎麼可能又會重蹈覆轍？七、八年愛心會的心血全然付之一炬？還是去年底老爸的告別式不夠隆重嗎？各種的懷疑、自我的否定紛紛出籠，更是帶來無法負擔的重之重。出現左右為難、動輒得咎、無法決定下一步要做什麼、卡在當下的茫然感，我驚覺這應該是憂

鬱來臨的情緒，雖然沒有當初重度憂鬱發作時的嚴重，但極度相似的感受又一幕幕湧上心頭。過程中也閃過向聯合醫院忠孝院區李政勳醫師求救的念頭，但終究作罷。

　　之後胃腸問題依舊沒有解決，再次去看醫生，與醫生討論是否是腸躁症的症狀，也請醫生開了相關的藥物試看看。接著年關將近，新的煩惱相繼湧現，醫院診所即將休息一段時間，萬一有狀況要如何是好？父親去年底剛過世，除夕不會像往年一樣回台南，我們兩人得自己留在台北吃團圓飯，真是落寞啊！初三例行的吳章家族台南新春團聚，還能夠回去參加嗎？各種負面情緒就在除夕晚上吃稀飯配醬菜的團圓飯時來到最高潮。退掉高鐵票不回台南、大年初一就去醫院急診住院，是當時下的最後決定，想起來應該也是那時候的最好選擇。

　　大年初一早上一覺醒來，突然一個念頭直撲過來，上次結束漫長憂鬱症歷程的轉振點是從回台南開始啟動的，相同的模式是不是可以複製，況且如果與父親告別式有關，回台南去面對應該才是正確的選擇；於是整理完行李照著原來的計畫回去台南了。說也奇怪，回到台南空間的改變引發意念與身心的改變，心情如釋重擔，腹瀉的狀況也跟著好轉，一段短短十天的憂鬱症再體驗也就隨著畫下句點，真是不可思議。

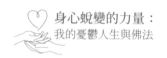
◎原因分析及帶來的啟示

●原因分析

事件過後，尤其這已是自己退休以後一直接觸的領域，又再經歷一次驚心動魄的再體驗，能夠詳細分析過程，了解造成的原因，必定對自己的調整及對病友的協助帶來更深沉的影響。經過整理歸納試著以精神官能症蘊釀期的三個基本核心問題來進行討論分析，應該可以得到最好的答案。

◆人格特質的習氣依然存在：經歷10年憂鬱症的起承轉合，從蘊釀期、發病期、治病期、調適期、康復期、到成功期，雖然在個性及人生觀已有重大的改變，但究竟仍未達徹底的地步，就如佛法唯識學所提到的第七意識中所含藏的雜染未完全清除，適當的助緣聚合時，還是有再度發生的機會。第七意識的雜染未完全清除最直接的見證是每每遇到緊張的事情，腹部肌肉就會自然緊縮產生疼痛感，雖然第六意識的中樞神經很清楚覺得沒什麼好緊張的。

◆憂鬱症康復後生活型態回顧：2009年經歷憂鬱症各種症狀最嚴重的肆虐，以置於死地而後生來形容亦不爲過。生活慢慢恢復正常型態，身心也隨著穩定下來，積極執行自己定下的身心健康五寶。接著更藉助在愛心會的全心參與，有寄託、有目標、有學習、有助人，再加上如此美妙的機緣，開始走向學佛、發菩提心自度度人的大道，著實過了近

十年平順又精彩的日子。每每碰到困境或不順心的時候，只要想起那段生不如死地獄般的深刻記憶，就沒有什麼過不去的事了。但是這種強烈比對的感覺卻隨著平順時間的持續延長而漸趨淡化，最近兩三年那些生不如死的記憶變得如此模糊，已經變得很不容易喚起感受，這次的復發應該與這種記憶的消失有密切的關係。

◆壓力事件引發的探討：除了自己固有的特質及康復後的生活型態外，突來的重大壓力事件也是誘發這次陷落的因素之一。父親在2018年年底以高齡94歲過世，家人以著平靜平和又感恩的心情來處理他的後事，甚至遵循聖嚴法師智慧隨身書「生與死的尊嚴」之內容做為後事辦理及應對的參考，也莊嚴隆重的順利完成告別式。過程及之後一直覺得有從學佛得到長期的加持，又有「生與死的尊嚴」的具體指引，應該不會被這件事情影響太大，但這十天的憂鬱症症狀的再出現，不得不把父親過世可能帶來的影響再做出若干的思考。直覺上這次的事件對情緒上的影響真的不大，而且心態上都維持在正向思考上，但若深入分析從日常生活上可以發現一些比較大的差異，20多天來離開了台北居家的熟悉環境，生活在台南處理各種相關的事項，不能說是無法適應，但總是一段不長不短的不同生活型態，雖然也會利用時間在台南老家的周遭走走當作運動，但畢竟與在台北爬仙跡岩的份量、質量都無法同日而語，這些生活上點點滴滴所帶來的

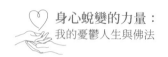
變化，已然改變了我的一些思維慣性，這應該是造成我憂鬱症再發的重要因素之一。空間的改變帶來無形的影響，生活型態的變化造成身體運作的不同，這些真是更細緻深入的課題，能有相關的察覺，必然對事情的了解提供更有效的指引。

●帶來的啟示

◆老天爺巧妙的再充電安排──經歷這麼多年，這麼多件病友協助的案例，一直都比較傾向單向地告訴求助的病友應該如何改變、如何做，而且還釜底抽薪地幫病友設計出整天從一早起床到晚上睡覺可以做些什麼的微細建議。有機會再次親身體驗症狀發作時的痛苦，那種心裡很清楚卻無法擺脫生理不舒服拉扯的無奈，讓我往後在給病友建議時有著更同理、更謙卑、更接近彼此的心態，相信病友的信賴度、接受度將會更高，能夠提供的幫助也將更大。

◆幫助病友路線的調整──在愛心會這麼多年的投入，除了透過電話熱線、團療的安排、集談會的招集、個案個別的關懷等方式，幫助求援的病友，最後更擔起了志工隊長的職務，致力於志工排班的協調、管理制度的建立、新志工的招募訓練任用、會務的宣導推廣、活動的規劃執行等日常運作工作，可以說是無役不與；對外代替理事長出席各種相關會議與討論，後來還為了因應會裡運作經費的可能不足，成

立了募款小組，也得到不錯實質的成效與貢獻，相關工作眞
是包山包海的進行。但長久以來與資深志工們關於是否只是
愛心會內成員互助的定位而已，還是進一步擴大對外助人的
全然不同之路線差異，一直是存在的重大分歧問題，爲了避
免雙頭馬車運作的尷尬現象經常發生，我本來個人就有在階
段性目標達成後，卽轉換角色爲單純接聽電話與當團療志工
的計畫。而這次憂鬱症的復發，正好提供我調整幫助病友方
式的一個機會，離開愛心會不但減輕了自己過多的負擔及理
念上的束縛，而且從量的調整爲質的提升，並搭配佛法的深
入探討，對協助病友來說，也是個絕佳的機緣。

●自我的反省與再出發

　　◆免於再復發的省思──這幾年來一直以爲自己已經徹
底擺脫的糾纏，經過這樣一次的再來，讓自己修正了上述的
想法，不再期待永遠不會再來，但有足夠的信心能夠在過程
中應對處理的更好。無論如何這回只花了十天就走出來，也
算是相當不簡單了。

　　◆協助病友的省思──我常常想著在海灘救海星的故
事，懷著救一個算一個的心態，隨順這樣的機緣離開了愛心
會，帶來把寬廣大量幫助病友的方式轉爲精細專注的針對性
個人式的型態定位，慢慢形成雙週四及雙週六每次6到8位成
員的集談聚會或視訊分享，外加兩個月一次的見面爬山聚餐

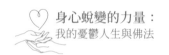
互動，也促成針對幾位個人進行不定期關懷的機會。希望利用更有質量、頻率更高、更能適用當事者的方法，真正能轉變病友或家屬的心態及習慣，進而能夠擺脫憂鬱症的困擾，為人生帶來新的可能。如同森田療法所期望的境界，讓康復的病友勇於擴散分享自己的經驗與心得，經過不斷地實踐、檢討、修正，發展出一套系統有步驟來幫助更多需要的人。未來希望能與佛教的生命關懷單位接觸，藉助一些個人了解且適合的個案協助，利用長時間、高頻率、修智慧行慈悲的善知識環境之運作，提供憂鬱症病友一個能改變心態的機會與場所，並能整合出一套通案協助系統，是個人接續想努力達成的目標。

◆兩難時的抉擇——這是經歷十年憂鬱侵襲康復後，當面臨抉擇時自己設定的原則，為了讓自己的慣性有改變的機會，每次有兩難時就選擇自己比較不喜歡或比較困難的一方進行。尤其這次復發的轉好，竟然也是選擇不喜歡的大年初一回台南方案，這種選擇帶來截然不同的時空因緣，不斷挑戰概念邊界，造成有機會跳脫框架邁向好轉的契機，所以這依然是未來我會繼續維持的重要法寶。

◆深觀因緣法的觸動——幾年前在北投覺風佛教藝術學院週五讀書班第一次聽到寬謙師父提及深觀因緣法，有著異常法喜的感動，那種大而無外、小而無內的暢快感油然而生。佛法根本的因緣觀本是打開通往智慧的門窗，能夠一層

一層深細的剝開到達萬法的核心，那麼一切罣礙都會趨近於消散無蹤的境界。渡過了憂鬱症復發的這十天，著實讓我對因緣法的無窮穿透力有了更深刻的體會。

重點提示：

1. 勿恃敵之不來，恃吾有以待之；憂鬱症與人格特質有密切關係，無法保證它何時會再度侵襲，但如何因應與渡過並縮短干擾的時間，才是處理的重點。

2. 這趟老天爺巧妙的再充電安排，讓我重新思考幫助病友路線的調整，由量多、時間少、頻率低轉換為量少、時間長、頻率高的個人式關懷，過程則更同理、更互動，期待帶來的效果能更明顯。

如何成為一位身心健康、
沒煩沒惱的自在人

　　最後以「煩惱即菩提」這句話來做為我這場十年憂鬱經歷的結尾，話說「不怕念起，只恐覺遲」，一大段無常的職場工作問題的產生，帶來層層煩惱的累積，淪落痛苦無盡的深淵，幾成無用之廢人。然而所謂的苦海無邊，何處是岸，相對地煩惱帶來痛苦的覺察，促成對治煩惱的深層思考，如何成為一個沒有問題、沒有煩惱的自在人？真的可以達成嗎？尤其是過去的我，充滿著憂鬱症的典型人格特質——優柔寡斷、遇事逃避、缺乏自信，經常把未發生的事掛記在心上，時時累積著無謂的煩惱，只要有些緊急的壓力出現，就會搞到無法入睡，甚至半夜大量盜汗，有可能轉換成上述沒有問題、沒有煩惱的自在人嗎？這是自己發展出來的思維模式，我常常會給自己這樣的極致命題，讓自己挑戰概念框架及思維邊界，看似不可能，試著去找出接近的方法與方向，通常可以得到不少的收穫。

　　無常故苦，世間充滿著無常，時時處處都在變化，必然帶來各種問題，導致各式煩惱與困擾，相對地，無常不也帶來變化脫困的機會嗎？外境與別人是完全無法被掌控，脫困的解答勢必回歸到自己的行動與心，而且如同前面章節強調的，改變必須來自念頭及心態的啟動，有了否定式思考帶來

的嶄新念頭，才能提供出改變乃至於脫困的機會。

康復後我一直提醒自己，面對問題時一定要有與過去不一樣的念頭、思維、心態，才能走出不一樣的路，得到不一樣的結果，於是如何擺脫問題與煩惱出現時之糾纏呢？簡而言之，就是先把問題分成兩大部分分別給於交代，可以處理改變的部分依照自己的能力盡力去做，無法處理改變的部分則放下，暫時不要去管它。以平靜的心，順其自然接納不能掌控與改變的一切，即所謂的「隨緣」，隨緣包括空間範疇的別人、天氣、環境，及時間範疇的過去、未來。相反的鼓足勇氣，爲所當爲的去改變可以掌控與改變的一切，即所謂的「盡分」，盡分包括空間範疇的自己的心、行動，以及時間範疇的當下。「盡分隨緣」是我把上述觀念以最簡要的字句，在面臨問題、煩惱時，用來提醒自己的「獅子吼」，而且更進一步的理解是，盡分放在因緣（過程）上，隨緣則在果報（結果）上，盡分後才能隨緣，隨緣後再有機會盡分，不斷的循環運轉，也就是只問耕耘不問收穫的概念。這樣的設定一方面讓自己很容易轉換心情，另一方面也眞的能把心力放在正確的地方，對於解決問題、處理情緒都有很大的助益。

心是我們最後的依靠，當所有都頓失時，只剩下心是唯一自己可以掌握的，平常有空要多訓練它，讓它盡量具有彈性，才能突破無常的糾纏與宿命。心態是支撐生活的重要基

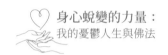
石，有了正向心態，自然而然會帶領出相關的行為與習慣，而得到預期的結果。仔細思考很多的宗教的核心都是信真主得永生，真主是唯一的依靠，但其實再深入思考也要我們自己的心願意相信祂，才會產生力量，佛法的一切唯心造真是極深刻的描述，而心的自在解脫才是真幸福的意義。

對理則有了通透的了解後，進一步要轉化成日常生活中的事去慢慢實修，佛法重心法，根據佛法培養善念的迷你習慣，讓它自動運轉，即是解脫自在之道。佛法簡單的標準：清淨與利他是善念，煩惱與自私則是惡念。聚焦找到去煩惱及利他的各一個迷你習慣，持續做一段時間產生了效果，後續自然會擴散開來連鎖地影響到各個層面。貪瞋癡是有情眾生的根本煩惱，貪（因為好而喜歡而貪）、瞋（因為壞而不喜歡而瞋）、癡（因為不懂因緣）源自於分別心，只要往養成降低二元、二分法分別心的迷你習慣，就是成功的起步。

在這本書的最後，我希望再度提醒，我們常常會說這個不可能啦！我知道但我做不到！這太困難了！等等，而這些固著念頭的立即反應，往往阻斷了產生調整改變的契機與可能，改變的開始是需要突破這些障礙與門檻，隨時隨地提醒自己，讓心存著無論如何都有可能的念頭，讓心更開放，不排除姑且一試的機會，這將猶如在一片黑暗中點亮了一束微微的亮光，為前進照亮出光明的希望，讓曙光乍現慢慢孕育成曙光常見。

誌謝

　　首先，真是得感謝這樣的一段因緣，一個幾乎把自己逼到絕境的疾病，當時絕望到暗無天日，前景一片昏暗，甚至想要自我放棄的憂鬱症，竟然可以蛻變出後來如此精采、迥異的個人人生，真是不可思議啊！過程中需要感謝的有名、無名英雄何其多、何其重要，他們的點點滴滴我都會永存內心深處。幾位關鍵人物的適時應地出現，容我在此表達最深的謝意。

　　老婆秀桂不棄不離的感性陪伴，女兒孟樺自動自發的理性堅強，在這段生病因緣裡扮演了最舉足輕重的角色；在寫書的過程中，也成為最得力的助手，尤其孟樺耐心完成文中的圖表製作，感謝有妳們兩位在我人生的過程中亦步亦趨的親密參與。

　　生病過程中，鄰居李立平小姐經常充當免費司機送我去看診、求神問卜，信昌公司與華科公司的主管們，容許我滿長一段時間有一搭沒一搭的上班，都是讓我在生病過程中可以好過一點的助緣，皆是必須感謝的對象。而藉由朋友李敏華小姐報紙資訊的傳遞，開始了進入張家銘醫師的治療體系，得以充分配合醫囑及醫藥的調整；綺灝公司張慶清總經理提供癒後的第一份技術專案，得以重拾個人價值與信心，都是邁向康復之路的大貴人。

　　當時的李麗華志工隊長、蔡香蘋理事長是我康復後能加入愛心會的關鍵人物，尤其感謝蔡香蘋理事長在我擔任志工過程中的諄諄教導及不斷的提供機會，讓我在愛心會得到最多的學習機會與最大的發揮舞台，也讓我自己對憂鬱症的認識與對應、甚至對病友協助的方法，有了最透徹的理解。忠孝院區李政勳主任讓我進入他的團體心理治療協助團隊，透過與病友們的互動，對往後病友協助的實務，得到了最多的經驗與磨練。師大心輔系林旻沛教授通融我旁聽他的心理學相關課程，提供許多心理疾患的參考資料，讓我對心理領域及對病友同理的態度，都有大幅度的助益。他們幾位在個人建立憂鬱症基本知識及協助病友的過程，扮演著重要角色，在此表達萬分的謝意。

　　寫書過程中，最要感謝的是幾位百忙中幫忙寫推薦序的前輩：台大榮譽教授李明濱前輩、前任台灣憂鬱症防治學會理事長的張家銘醫師、高雄凱旋醫院謝詠基醫師、前臺北市立聯合醫院松德院區林惠蓉主任、覺風佛教藝術學院院長釋寬謙法師，讓本書生色不少。再者，張家銘理事長與財訊鄭功賢師兄戮力幫忙審視全文，更是令我感佩。非常感謝任職時的工作夥伴紀慶霖、王金寶、曹中亞、寒萍，大學同學李榮發、黃鎮臺、高中同學韓雄文，愛心會志工夥伴林謙謀、潘郁仙、游添明，以及帶來佛法因緣的陳如秋師姐，共襄盛舉地撰寫側面觀察，讓書冊的內容更趨完整性。

充滿感恩與喜悅的心情完成了這本書冊，感恩生命中助我一臂之力的每一位菩薩，喜悅能順利完成這樣的心得與經驗整理，衷心期盼書中的內容能幫到更多的人，讓更多的人走出生命的幽谷。

對如下的親友在完稿後紛紛慷慨解囊贊助印書，希望本書冊能廣為流傳讓更多的人受益，藉此表達誠摯的謝意：林瑞珍、吳孟樺、廖美雪、盧興飛、蔡國裕、劉洪祥、吳幸娟、陳麗芬、李榮發（同學）、李榮發（同事）、張慶清、韓楊美雲、毛小萍、黃美雲、張成裕、王金寶、郭樹英以及還不及列名的親朋好友們。

後記

度過本書敍述近二十年的歷程，人格特質的作祟，老天的考驗再次到臨，本書作者於2021年底罹患腎臟癌，並已進行達文西部分腎臟切除手術，將又重新開始一段刻苦銘心未知的試煉了！

國家圖書館出版品預行編目資料

身心蛻變的力量：我的憂鬱人生與佛法／吳章安
著. --初版.--臺中市：白象文化事業有限公司，
2022.3
　　面；　公分
ISBN 978-626-7105-12-2（平裝）

1.CST：憂鬱症 2.CST：通俗作品

415.985　　　　　　　　　　　110022115

身心蛻變的力量：我的憂鬱人生與佛法

作　　者	吳章安
校　　對	吳章安
圖表繪製	吳孟樺
封面繪圖	李大偉
發 行 人	張輝潭
出版發行	白象文化事業有限公司

　　　　　　412台中市大里區科技路1號8樓之2（台中軟體園區）
　　　　　　出版專線：（04）2496-5995　　傳眞：（04）2496-9901
　　　　　　401台中市東區和平街228巷44號（經銷部）
　　　　　　購書專線：（04）2220-8589　　傳眞：（04）2220-8505

專案主編	陳逸儒
出版編印	林榮威、陳逸儒、黃麗穎、水邊、陳婷婷、李婕
設計創意	張禮南、何佳諠
經銷推廣	李莉吟、莊博亞、劉育姍、李如玉
經紀企劃	張輝潭、徐錦淳、廖書湘、黃姿虹
營運管理	林金郎、曾千熏
印　　刷	基盛印刷工場
初版一刷	2022年3月
定　　價	300元

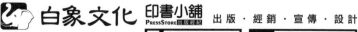

白象文化　印書小舖 PressStore　出版・經銷・宣傳・設計
www.ElephantWhite.com.tw　f 自費出版的領導者　購書 白象文化生活館